美食　营养　健康

刘子亮　主编

北京科学技术出版社

图书在版编目（CIP）数据

美食　营养　健康 / 刘子亮主编. —北京：北京
科学技术出版社，2024.5（2024.10 重印）
ISBN 978-7-5714-3890-6

Ⅰ.①美… Ⅱ.①刘… Ⅲ.①饮食—文化—关系—营
养卫生—研究—中国 Ⅳ.① R15

中国国家版本馆 CIP 数据核字（2024）第 083196 号

责任编辑：安致君
责任校对：贾　荣
责任印制：李　茗
版式设计：瑾源恒泰
出 版 人：曾庆宇
出版发行：北京科学技术出版社
社　　　址：北京西直门南大街 16 号
邮政编码：100035
电　　　话：0086-10-66135495（总编室）
　　　　　　0086-10-66113227（发行部）
网　　　址：www.bkydw.cn
印　　　刷：雅迪云印（天津）科技有限公司
开　　　本：710 mm×1000 mm　1/16
字　　　数：128 千字
印　　　张：8.25
版　　　次：2024 年 5 月第 1 版
印　　　次：2024 年 10 月第 2 次印刷
ISBN 978-7-5714-3890-6

定　　价：98.00 元

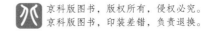

编者名单

主　编：刘子亮

副主编：孙天垚　陈碧霄　何　梅

顾　问：邱成利　陈连生

编委会成员（按姓氏笔画排列）：

付晓铮　刘　艳　刘　强　安云鹤　李　鹏

杨　华　时艳琴　张　帅　张鹏骞　陈　婷

房克敏　赵宏伟　郭益凤　常　莉　蒋继娅

詹　宇　廖良军　魏永莲

序

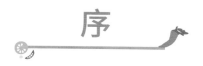

当清晨的第一缕阳光洒在大地上，我们迎来了新的一天，也开始准备早餐。美好生活从享用美食开始。古往今来，中国人笃信药食同源的理念，让日常饮食成为自己的健康守护者、营养提供者，人们由此得以充满活力地劳作、工作、学习、生活、交往，快乐地做自己喜爱的事，享受天伦之乐。

中国是一个拥有五千年文明史的古老国度，其饮食文化源远流长，博大精深。从远古时代的简单烹煮，到现代社会的烹饪艺术，舌尖上的每一道菜肴都营养丰富，蕴含着深厚的文化底蕴和历史传承。中国饮食文化注重"色、香、味、形、器"的完美结合，追求食物的自然、鲜美和营养。这种独特的饮食文化，不仅满足了人们的口腹之欲，更在无形中塑造着我们独特的生活方式和完美的健康观念。

药食同源是中国传统医学的重要理念之一。药食同源的理念很早就出现在中国古代的医药著作中。据《黄帝内经》等古籍记载，食物与药物原本就是同源的，人们在寻找食物的过程中发现了各种食物和药物的性味和功效，认识到许多食物可以药用，许多药物也可以食用。这一理念在《神农本草经》中得到了进一步的体现，该书详载了 365 种药物，其中不乏具有药食两用特点的食材，具有治疗疾病和调养身体的作用。在中国，许多食材本身就具有药用价值，如葱、姜、蒜、辣椒、红枣、山药、银杏、枸杞等。这些食材不仅鲜美可口，还能帮助我们调理身体机能，增强免疫力，预防疾病侵袭。因此，在饮食中注重药食同源的理念，不仅能让我们的味蕾得到享受，更能让我们的身体得到滋养和调理。

饮食与健康息息相关。合理的饮食搭配和营养摄入是保持身体健康的关键。中国饮食文化注重食物的"阴阳"平衡，强调"五谷为养、五果为助、五畜为益、五菜为充"的饮食原则。这种饮食原则有助于我们摄取到各种必需的营养素，保持身体的健康状态。同时，合理的饮食习惯也能帮助我们减少疾病的侵扰。例如，多吃蔬菜水果、少吃油腻食物可以降低患心血管疾病的风险，适量摄入蛋白质、脂肪和碳水化合物可以维持身体的正常代谢功能，等等。

然而，在现代社会，随着生活节奏的加快、外来饮食文化的影响，人们的饮食结构日益多样化，许多人的饮食习惯变得越来越不健康。油腻、辛辣食物及甜食的过多摄入，不仅会导致肥胖、高血压、糖尿病等慢性疾病的发病率上升，还会影响我们的生活质量和工作效率。对此，我们需要重新审视自己的饮食习惯，回归健康、自然的饮食方式。

北京科学技术研究院刘子亮先生主编的《美食　营养　健康》一书，为大家了解中国传统饮食文化和药食同源的理念，掌握健康饮食的知识、方法和技巧提供了很好的参考。刘子亮先生热爱生活、热爱美食，十分关注美食与营养、健康的关系，并身体力行，他结合丰富的经历和经验，在书中介绍了中国主要的健康食材、传统美食、地方特色美食及其营养成分，分享了生活中常见的、简单易学的健康菜肴的烹饪方法，探讨了如何通过饮食调理身体机能、平衡膳食结构、预防疾病，以及如何养成健康的饮食习惯等。这是一本通俗易懂、言之有物、实用性强的书，阅读此书，大家能够更好地了解健康饮食的重要性。若将从书中获取的知识积极地付诸实践，便可让美食与健康并存，享受健康、快乐的生活。

1992年5月24日至29日在加拿大维多利亚举行的第一届国际心脏健康会议的闭幕会议上，世界卫生组织发表《维多利亚宣言》，提出了健康的四大基石是"合理膳食、适量运动、戒烟限酒、心理平衡"，这足以证明饮食对健康的重要作用。药食同源的理念是中医药学的重要思想基石之一。它强调食物与药物的同源性和互补性，为我们提供了一种通过选择合理的饮食来预防和治疗疾病的新思路。在现代社会，我们应该更加注重药食同源理念的实践和应用，热爱生活、亲近自然、追求营养、保持健康，让美食、营养与健康并存，满足人们对美好生活的向往和追求。

国家林业和草原局首席科普专家
中国科学技术大学科学传播
研究与发展中心研究员
2024年6月19日于北京

目　录

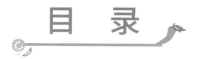

1　药食同源食材与营养

白果 ·· 3

百合 ·· 4

薄荷 ·· 5

赤小豆 ·· 6

阿胶 ·· 7

蜂蜜 ·· 9

枸杞子 ·· 10

荷叶 ·· 11

黑芝麻 ·· 12

姜 ·· 13

金银花 ·· 14

菊花 ·· 15

龙眼肉 ·· 16

木瓜 ·· 17

山药 ·· 18

山楂 ·· 19

乌梅 ·· 20

杏仁 ·· 21

枣 ·· 22

2 饮食中的食物配伍

冬季养生茶 ·· 24

山楂五味子茶 ······································ 25

"霸王别姬"汤 ····································· 26

虫草川芎炖鸭汤 ··································· 27

当归生姜羊肉汤 ··································· 28

黄精川贝母老鸽汤 ······························· 29

灵芝瘦肉汤 ·· 30

归参鳝丝 ·· 31

牛蒡子的配伍 ····································· 32

3 节日饮食

春节 ··· 34

元宵节 ··· 35

清明节 ··· 36

端午节 ··· 37

中秋节 ··· 38

重阳节 ··· 40

腊八节 ··· 41

4 我国的八大菜系

鲁菜 ··· 43

川菜 ··· 44

粤菜 ··· 45

苏菜 ·· 46

浙菜 ·· 47

闽菜 ·· 48

湘菜 ·· 49

徽菜 ·· 50

5 茶与酒

茶 ··· 52

酒 ··· 53

6 地方特色美食与营养

北京烤鸭 ·· 55

潮汕粥 ·· 56

佛跳墙 ·· 57

火锅 ·· 58

煎饼果子 ·· 59

简阳羊肉汤 ·· 60

饺子 ·· 61

驴打滚 ·· 62

美龄粥 ·· 63

烧卖 ·· 64

生煎包 ·· 65

酸辣粉 ·· 66

文昌鸡 ·· 67

西安肉夹馍 ·· 68

西湖醋鱼 ·· 69

扬州炒饭 ···································· 70

阳春面 ······································ 71

云南过桥米线 ······························ 72

炸酱面 ······································ 73

7 常见蔬菜营养

大白菜 ······································ 75

冬瓜 ·· 77

黑木耳 ······································ 79

黄花菜 ······································ 81

荔浦芋 ······································ 83

藕 ·· 85

荠菜 ·· 87

丝瓜 ·· 89

茼蒿 ·· 91

香椿 ·· 93

小茴香 ······································ 95

银耳 ·· 97

章丘大葱 ···································· 99

竹笋 ······································· 101

8 饮食与营养

了解肥胖 ································· 104

警惕高血脂 ······························· 106

吃出来的高血脂 ··························· 107

世界性的健康问题——高血压 ············· 109

如何防治高血压 ··························· 110

这个指标也能判断糖尿病 ……………………………………… 111

预防糖尿病的饮食 ……………………………………………… 112

调整饮食，改善血糖 …………………………………………… 114

合理饮食，痛风勿扰 …………………………………………… 115

谨防"甜蜜陷阱" ……………………………………………… 117

少盐保健康 ……………………………………………………… 118

烹饪控油保健康 ………………………………………………… 119

远离熬夜保健康 ………………………………………………… 120

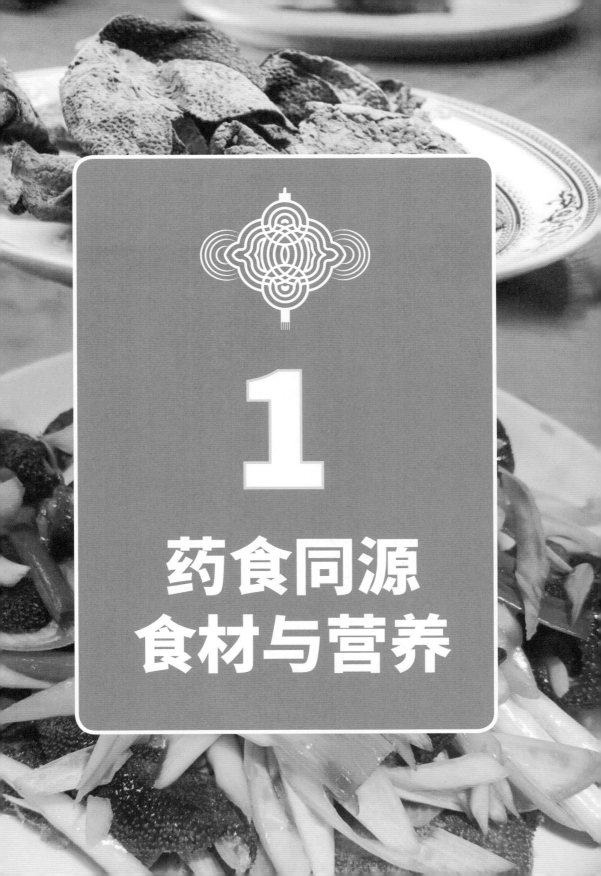

1

药食同源
食材与营养

"药食同源"思想可以追溯到远古时期，是人类在长期与疾病、饥饿做斗争的过程中总结出来的宝贵经验。

1987年，原卫生部发布的《禁止食品加药卫生管理办法》的附表中首次公布了《既是食品又是药品的品种名单》。该名单的内容和名称经过多次更新和调整，2021年，国家卫生健康委食品安全标准与监测评估司发布《按照传统既是食品又是中药材的物质目录管理规定》，明确了药食同源品种的动态调整和管理规范。

随着人口老龄化的加剧和人们生活方式的改变，大健康产业对药食同源食材的市场需求空间会越来越大。国家对药食同源食品产业越来越重视，相关法律法规不断完善，企业逐步实现规范化生产和经营，产品质量不断提高。更好地实现药食同源相关产业的跨界融合，必将为中医药产业的发展带来新的机遇，为人类健康事业做出更多的贡献。

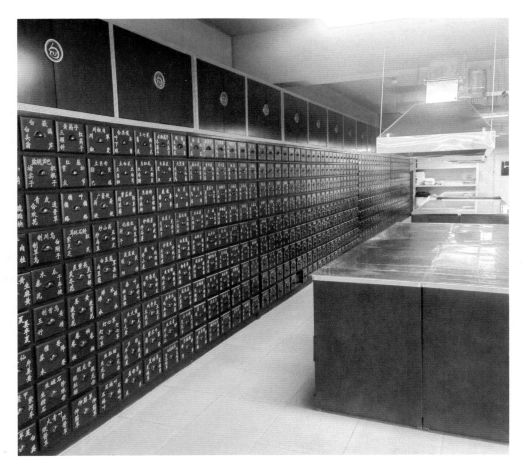

白果

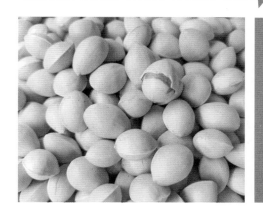

白果，学名银杏，又称公孙果，为银杏科落叶乔木银杏树的干燥成熟种仁。白果品味甘美，营养丰富，可用于制作名贵的药膳，也可用于制作很多糕点、罐头或其他加工食品。银杏树是我国特有品种，被誉为地球上的活化石。我国江苏泰兴是白果之乡。

药用价值

中医认为，白果味甘、苦、涩，性平，有毒，归肺、肾经，有敛肺定喘、止带缩尿之功效，常用于治疗痰多喘咳、带下白浊、遗尿尿频。现代医学研究证明白果具有通畅血管、改善大脑功能、延缓大脑衰老、增强记忆力等功效，对阿尔茨海默病和脑供血不足患者有益。此外，白果还可以保护肝脏、减少心律不齐、防止过敏反应中致命性支气管收缩，适用于哮喘、移植排异、心肌梗死、中风患者，以及需要透析的患者。

食用价值

白果含有丰富的蛋白、脂肪、还原糖、矿物质、粗纤维及多种维生素等，可用于煮粥、煲汤或制作夏季清凉饮料。有多种烹饪方法可供参考，如蒸、炒或煨，最简单的是炒白果，去壳后即可使用。

食用注意事项

白果含有银杏酸、银杏酚等物质，有一定毒性，因此食用需注意以下几点：①切忌生吃；②儿童最好少吃或不吃；③去掉皮和胚后再吃；④不能与阿司匹林或抗凝血药一起吃；⑤术后患者、孕妇、生理期妇女应避免服用，平素体虚者也不宜服用。

百合

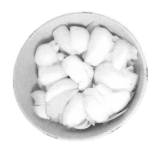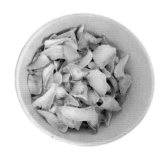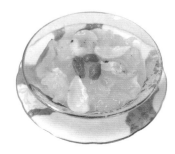

百合是百合科百合属的药食兼用的球根类植物。我们通常食用的是百合的鳞茎，其富含淀粉，其气微、味微苦。

药用价值

百合所含营养成分非常丰富，对人体十分有益。它富含膳食纤维、蛋白质、脂肪、氨基酸、微量元素和维生素等多种营养成分，以及多糖类、生物碱类、甾体皂苷类、黄酮类、酚类等多种药效活性成分。研究表明，百合具有止咳祛痰平喘、抗抑郁、抗氧化、抗炎抗菌、抗肿瘤、调节免疫、降血糖等作用。

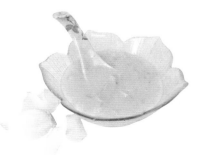

食用价值

基于百合的作用，其在食疗应用广泛，常用于制作百合汁、百合粥、百合绿豆汤等，并作为主料或辅料用于烹饪传统名菜，也可用于制作甜食。特定品种的百合花还可以制成鲜美的汤，味道清香甘甜。我国民间就有独具特色的"百合宴"，备受养生食疗爱好者的推崇。百合及其提取物还可以用于多种食品的加工开发。

薄荷

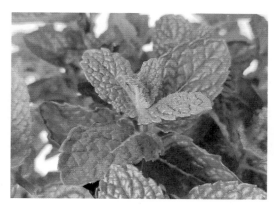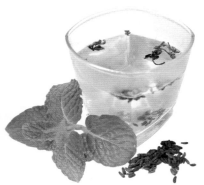

薄荷，又名仁丹草、夜息香，多生于山野湿地河旁，其根茎横生于地下，是一种有特殊经济价值的芳香植物。

药用价值

薄荷性辛、凉，归肺、肝经。《本草纲目》里记载："薄荷，辛能发散，凉能清利，专于消风散热。"薄荷具有疏散风热、清利头目、疏肝解郁等功效。薄荷的主要有效成分为挥发性混合物、多酚类、萜类、黄酮类、酚酸等物质，具有抗炎、抗菌、抗病毒等药理作用。薄荷还有利胆、保肝的作用（部分作用尚需进一步证实）。将新鲜薄荷叶捣烂外敷于皮肤局部，有清凉、止痒、消炎、止痛的功效。此外，有研究表明，从薄荷中提取的薄荷油有抗早孕的作用。

食用注意事项

薄荷虽然有很多作用，对身体有一定的好处，但是其性偏凉，一些肺虚咳嗽或阳虚的人应尽量少喝薄荷茶。另外，由于薄荷能够提神，因此在睡觉前切勿饮用过多的薄荷茶，以免影响睡眠质量。

赤小豆

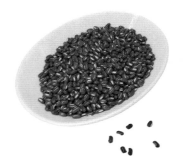

赤小豆是豆科植物赤小豆或赤豆的干燥成熟种子。赤小豆多产于广东、广西、江西等地，赤豆国内大部分地区都有产出。赤小豆含有多种营养素，其中钙、锌、锰的含量等多于红豆，但蛋白质含量值没有明显差别。药用以赤小豆为好，因其产量下降而常用赤豆代替。

赤豆和赤小豆

赤豆和赤小豆的区分方法如下。

第一，形状不同。赤豆体积较大，呈圆柱形，有光泽，种脐不凹陷；赤小豆体积较小，呈长椭圆形，无光泽或微有光泽，种脐凹陷。

第二，颜色不同。赤豆表面为赤色（深浅不一），赤小豆为暗红色、淡黄色、黄绿色。

第三，口感不同。赤豆长时间煮制后软糯清香，适合做成豆沙食用；而赤小豆不易煮烂，更适合熬汤或煮粥。

药用价值

赤小豆可以研末外敷，也可以用来煮粥、煮饭、做茶饮，能够利水消肿、解毒排脓，用于治疗水肿胀满、脚气浮肿、黄疸尿赤、风湿热痹、痈肿疮毒、肠痈腹痛等。麻黄连翘赤小豆汤具有清解湿热、发散表邪的功效，能够抑制瘙痒等反应。临床上还用于治疗湿热黄疸、肾病水肿、急性痛风性关节炎等疾病。

赤小豆　　　　小赤豆　　　　大赤豆

吃太多赤小豆会有副作用吗？

赤小豆具有很好的利水消肿作用，同时还能够有效地促进肠道蠕动，肠胃功能比较弱的人不可贪多。健康人群日常烹制时，建议混合其他五谷，以获得更全面的营养。

阿胶

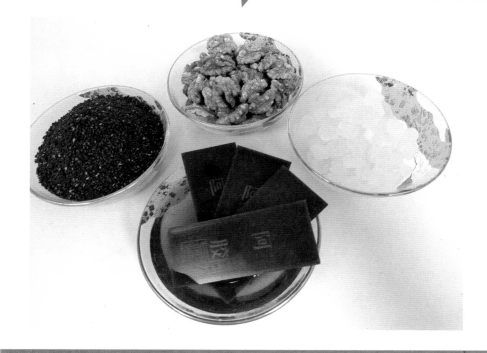

阿胶是驴皮经漂泡去毛后熬制而成的胶块。自古以来的"阿胶补血"的养生观念，已经在人们的认知中根深蒂固。

药用价值

中医认为阿胶具有补血滋阴、润燥、止血等功能，可用于治疗血虚萎黄、眩晕心悸、心烦不眠、肺燥咳嗽、劳嗽咯血、吐血尿血、便血崩漏、妊娠胎漏等病证。

阿胶的补血功效

经常会有否认阿胶能够补血养颜的言论，主要是基于"阿胶铁含量不高"。《中国功能食品原料基本成分数据表》一书提到，阿胶中的铁含量是高于畜禽鱼肉和鸡蛋的。

对人体而言，每一种生理功能都是很多营养素共同作用的结果，很多食物的功效也要放于当时的社会背景下。古人的食物来源相对匮乏，动物性食物摄入较少，而阿胶中含有蛋白质、多肽、氨基酸、微量元素等，具有抗贫血、保护造血系统、升高白细胞、增强机体免疫力、抗疲劳等作用。因此，在古代，阿胶的补血效果尤其显著。

阿胶中的主要成分胶原蛋白，具有良好的消化吸收特性，而胶原蛋白含有包括铁在内的多种微量元素。

均衡饮食也可以补血

胶原蛋白并不算是一种优质蛋白，因胶原蛋白中缺乏人体代谢必需的色氨酸，属于不完全蛋白质，再加上阿胶价格昂贵，总体来说性价比并不高。

我们现在食物品种丰富，各种动物性食物也并不匮乏，通过均衡饮食也能达到补血的效果。

比如多吃富含铁和蛋白质的食物，如动物血、红肉、动物肝脏等，它们可以为血红细胞的合成提供所需的铁和蛋白原料。此外，补充富含维生素 C 的新鲜水果、蔬菜有助于铁的转化和利用。

当然，就算阿胶没有了补血的"光环"，它也还含有胶原蛋白及其他蛋白质、维生素、矿物质等。需要注意的是，应购买品牌可靠、质量过关的阿胶产品。

蜂蜜

蜂蜜是蜜蜂科昆虫中华蜜蜂或意大利蜂所酿的蜜，为半透明、带光泽、浓稠的液体，白色至淡黄色或橘黄色至黄褐色，放久或遇冷就会有白色颗粒状的结晶析出。其气味芳香，味道极甜。蜂蜜的化学成分复杂，有多种的药理作用，被广泛应用于食品、药品等领域。

药用价值

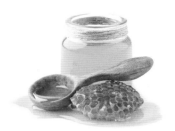

直接食用蜂蜜，可以润肠通便、滋润护肝，还能消炎润肺、祛痰止咳、缓解疼痛。此外，食用蜂蜜也对调控血糖、治疗糖尿病有所帮助。若是创伤感染或者皮肤烧伤烫伤，用蜂蜜涂抹伤口则可以加速伤口愈合，起到消炎、解毒、抑菌的作用。有些中药材饮片在炮制过程中掺入蜂蜜，可以增强疗效、降低毒性、减少副作用。

食用注意事项

（1）未满一岁的婴儿不宜吃蜂蜜。蜂蜜在酿造、运输过程中，容易受到肉毒杆菌的污染，婴儿抵抗力弱且肝脏的解毒功能差，食用后易引起肉毒杆菌性食物中毒。

（2）不能用沸水冲饮。蜂蜜中含有丰富的酶、维生素和矿物质，若用沸水冲饮，既不能保持其天然的色、香、味，又会破坏酶的活性。

（3）不宜冲兑豆浆。蜂蜜中含有少量有机酸，用蜂蜜冲兑豆浆时，有机酸与豆浆中的蛋白质结合产生变性沉淀，不能被人体吸收。

贮存方法

蜂蜜在温度较高的环境中容易滋生细菌，而且会发酵，气味变成酒味和酸味。对轻度发酵的蜂蜜，可以隔水加热到 60℃ 左右，保持半小时，并去掉上面的泡沫，然后密封贮存。严重发酵的蜂蜜不可食用。

此外，蜂蜜对金属以及塑料有腐蚀作用，最好使用专用蜜桶来储存。若是少量储存，可以将蜂蜜装入玻璃瓶或瓷瓶内，放在干燥、通风、阴凉处，有条件的可以低温贮存。

枸杞子

枸杞子是茄科植物枸杞的成熟果实，呈类纺锤形或椭圆形，表面红色或暗红色，果皮柔韧，通常在烘干或晒干后食用。其气微，味甜。

药用价值

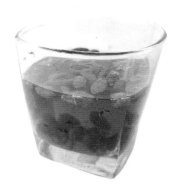

枸杞的叶子、果实、皮都可以入药。枸杞子一般用来泡水、煮粥、泡酒，具有调节免疫、抗衰老、抗疲劳、保护心血管等多种药理作用，还能益精明目、滋补肝脏，但食用过量会导致上火、流鼻血，甚至眼睛红肿。

挑选方法

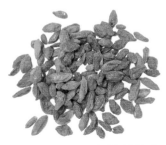

首先看枸杞子的产地，一般来说宁夏出产的枸杞子品质最优。

其次要看枸杞子的颜色，优质的枸杞子颜色呈红色或紫红色，质地柔软，大小均匀，无破粒、杂质、虫、霉变，尤以粒大、肉厚、籽少者为上品。

最后，挑选时可以品尝，味道甜美为好，如果发现有苦味，其品质和补益作用都较差，请勿选用。

食用注意事项

（1）绿茶中含有大量的鞣酸，有收敛吸附的作用，二者同时冲泡导致枸杞子的微量营养素难以被消化吸收，因此二者不宜搭配同饮。

（2）浸泡或煮的时间过长，会使枸杞子中的某些营养素流失，应该在汤快煲好时放入枸杞子以保证其药效。

（3）高血压病、脾胃虚弱和急症患者不宜食用枸杞子。

荷叶

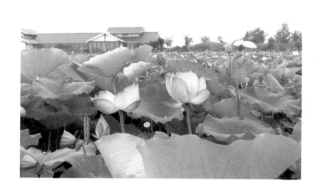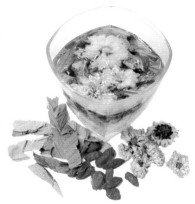

　　每当夏日临近，天气逐渐变得炎热，河塘中的荷叶就开始迅速生长。而在这炎炎夏日之中，荷叶可以说是一种非常适宜的养生良药。

药用价值

　　中医学认为，荷叶味苦、涩，性平，归肝、脾、胃经，有清暑化湿、升发清阳、凉血止血等功效，可治暑湿泄泻、脾虚泄泻、血热吐衄、便血崩漏、出血症和产后血晕。现代研究结果表明，荷叶含有多种碱类物质，另含槲皮素、酒石酸、柠檬酸、苹果酸、草酸、鞣质及葡萄糖酸等成分，具有降糖、抑菌、抗炎、降脂、保护心血管及肝脏等作用。

食用方法

　　荷叶常用来泡水喝，日常用量 3 ～ 10 g。此外也可煮粥，或以炖、煮、蒸的烹调方式加入菜肴中。胃寒疼痛、体虚气弱之人忌用，且过量、久服可致人瘦弱。选购荷叶时，以叶大、完整、色绿、无斑点者为佳。荷叶应保存于通风干燥的地方。

黑芝麻

黑芝麻是芝麻科植物芝麻的干燥成熟种子，呈扁卵圆形，表面为黑色，平滑或有网状皱纹，尖端有棕色点状种脐。其气微，味甘，有油香气。秋季果实成熟时采割植株，晒干，打下种子，除去杂质，再晒干即可用。黑芝麻为我国传统养生保健的佳品，南北朝医家陶弘景评价其"八谷之中，唯此为良"。

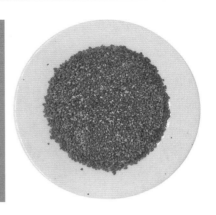

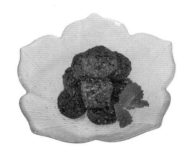

药用价值

中医认为黑芝麻补肝肾、益精血、润肠燥，用于精血亏虚、头晕眼花、耳鸣耳聋、须发早白、病后脱发、肠燥便秘。现代研究表明，黑芝麻具有延缓衰老、降低胆固醇、保护肝脏、降血压、抗癌等功能。

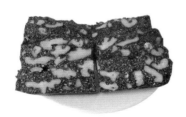

食用方法

宜将整粒的芝麻炒熟后搅碎或碾碎再吃，或食用黑芝麻油。黑芝麻油易挥发，需妥善贮藏。

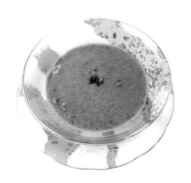

市场前景广阔

目前，黑芝麻不仅被制成多种药品，以其做主要原料的糊类、羹类、糕点类、油类食品和功能饮品类也很多，其中黑芝麻油还可用于各类化妆品，市场前景十分广阔。

姜

姜可用于调味，是中国和印度著名的食材之一，因其极好的保健功能而备受关注。

药食两用的姜分为生姜和干姜。生姜为姜科植物姜的新鲜根茎，呈不规则块状，略扁，有指状分枝，表面黄褐色或灰棕色，质脆，易折断，断面浅黄。其气香特异，味辛辣。晒干或低温干燥后即成干姜，表面变得粗糙，质坚实，断面呈黄白或灰白色。

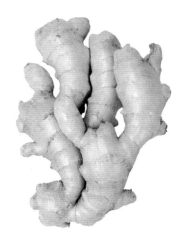

药用价值

中医认为，生姜解表散寒、温中止呕、化痰止咳、解鱼蟹毒，用于外感咳嗽、恶心呕吐、食物中毒；而干姜温中散寒、回阳通脉、温肺化饮，用于脘腹冷痛、呕吐泄泻、肢冷脉微、寒饮喘咳。药理学表明，姜还具有杀菌抗炎、保肝利胆、抗肿瘤、改善局部血液循环等作用。

食用注意事项

姜的功效有很多，但不宜多吃，且应注意其腐烂后毒性很强，不能食用。此外，中医认为阴虚火旺者（如肺炎、胃溃疡等患者）不宜长期食用。

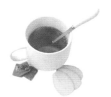 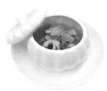 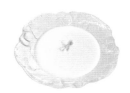 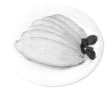

金银花

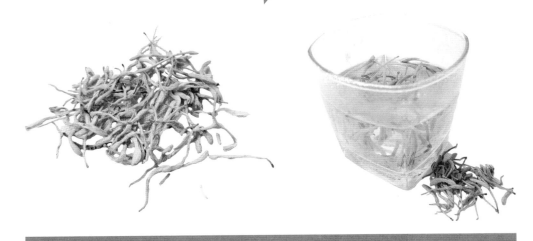

金银花，又名忍冬、银花、双花等，味甘、微苦，是清热解毒之良药。

药用价值

中医认为金银花性甘、寒，归肺、心、胃经，具有清热解毒、疏散风热的功能，主治痈肿疔疮、喉痹、丹毒、热毒血痢、风热感冒、温病发热。现代药理学表明，其含有有机酸类、黄酮类、环烯醚萜苷类、三萜皂苷类、挥发油类及其他成分，具有抗菌及抗病毒、抗炎、抗氧化、免疫调节、降血糖、保肝等多种功能。

食用价值

金银花用于养生保健时，适宜剂量为 6 ～ 15 g，通常用开水冲泡或用水煎代茶饮用，或加入粥汤中一起烹调食用。选购金银花时，以花未开放、色黄白、花苞肥大、气味清香、微苦者为佳。应注意将其保存于阴凉、干燥、通风处，以防止生虫、霉变。脾胃虚寒及疮疡属阴证者应慎用，女性月经期内应忌用。

菊花

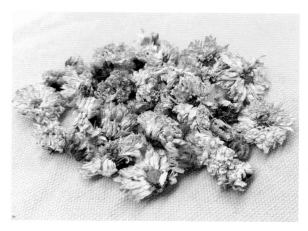 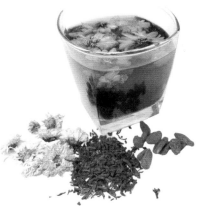

菊花是菊科植物菊的干燥头状花序，按产地和加工方法不同，分为亳菊、滁菊、贡菊、杭菊、怀菊。菊花多为舌状花，形状为类球形，类白色或黄色，气清香，味甘、微苦。菊花自秦汉时期有"叶可以采，花可以药，囊可以枕，酿可以饮"之说，使用价值很高。

药用价值

菊花观赏性强，不仅能入菜、泡茶、酿酒，还有药用价值。中医认为菊花散风清热、平肝明目，可用于治疗风热感冒、头痛眩晕、目赤肿痛、眼目昏花、疮痈肿毒。现代医学研究表明，菊花还能杀菌消炎、降压降脂。

野菊花和菊花一样吗?

二者不能混淆。野菊花多为野生，花色棕黄色或褐色，味苦，主要用于清热解毒，且性苦寒，长期服用或用量过大时，会出现胃部不适、肠鸣、大便稀溏等不良反应，脾胃虚寒者及孕妇都不宜服用。

龙眼肉

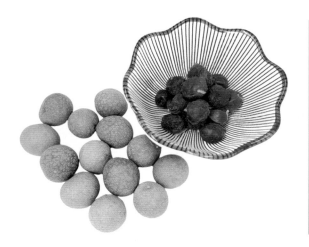

龙眼也叫"桂圆"。龙眼肉，是指鲜龙眼去皮去核后烘干成的果肉。药用龙眼肉的表面呈黄棕色至棕褐色，半透明，外表面皱缩不平而粗糙，内表面光亮而有纵皱纹，气微香，味浓甜而特殊，是药食两用的滋补佳品。

药用价值

中医认为龙眼肉性温，味甘，归心、脾经，能够补益心脾、养血安神，可用于气血不足、心悸怔忡、健忘失眠、血虚萎黄等病证。现代研究表明，其主要活性成分为龙眼多糖，有抗应激、抗衰老、抗焦虑、调节内分泌等药理作用。龙眼肉作为滋补药品及保健品，应用历史悠久。

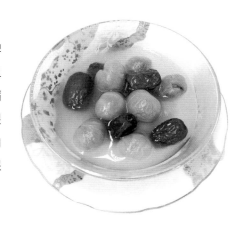

食用价值

龙眼在我国是"四大名果"之一，其肉味道甘甜清香，经常食用可以安神、调养心脾、补血益气。用龙眼肉制作的汤粥味道甘甜，如龙眼排骨汤、桂圆八宝粥、冬令滋补三元汤。此外，龙眼肉也可用于制作果茶、奶茶等饮品。

木瓜

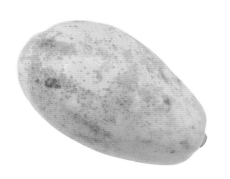

木瓜又名石瓜、万寿果、番瓜、木冬瓜、乳瓜，成熟时为橙黄色或黄色，呈长圆球形、倒卵状长圆球形、梨形等，果肉柔软多汁，味香甜。其种子数多，呈卵球形，成熟时外表为紫红色或棕红色，切面为棕红色。外种皮为肉质，内种皮为木质，具皱纹。木瓜属药食两用的水果。

药用价值

木瓜富含糖类、木瓜蛋白酶、黄酮类、萜烯类和生物碱等多种营养成分和生物活性物质，具有抗肿瘤、增强免疫力、保肝、抗炎、镇痛、抗菌、抗氧化等作用，中医认为其具有健脾胃、助消化、解酒毒、通乳、驱虫等功效，因此木瓜在医药领域应用广泛。

食用价值

木瓜味道鲜美，营养丰富，含有多种维生素和矿物质，深受大众喜爱，常食木瓜还可美容养颜。木瓜在食品领域应用广泛，可以加工成果汁、果酱、果醋、果脯等。

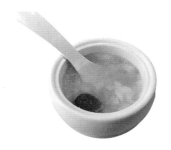
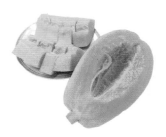
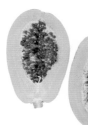
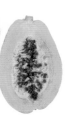

山药

山药又称薯药、淮山、薯蓣、白药子等，具有较高的药用和食用价值。山药除富含人体必需的七大营养素外，还含有薯蓣皂苷元、多巴胺、盐酸山药碱、尿囊素等具有保健功效的成分。在食疗方面，山药多作为粥和饮料的原料，是一种健康绿色食品，营养丰富。

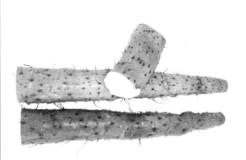

药用价值

山药作为药食同源的代表食物之一，根可入药，甘、温、平，无毒。主治伤中，肺虚、肾虚诸证；可补虚羸，除寒热邪气，补中，益气力，长肌肉。现代营养学表明，山药不仅具有调节血管系统、呼吸系统、消化系统和免疫系统的功能，还具有美容养颜、促进肠道蠕动、减肥等作用。

食用价值

山药块茎肥厚多汁，又甜又绵，无论是煮粥还是做菜，口感都很好。研究证明，山药中的维生素 B 族含量是大米的数倍，并且富含钾和多种生物活性成分，是冬日调养脾胃的最佳选择。山药特有的黏蛋白能够滋养胃黏膜，可以缓解胃痛，中华食疗名汤山药排骨汤就是养胃佳品。

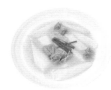
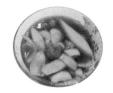
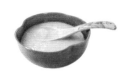
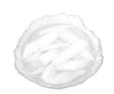

山楂

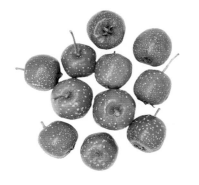

山楂又名山里果、山里红，核质硬，果肉薄，味微酸涩。山楂可以生吃或者制作糕点，干制后可以用作药物。

药用价值

山楂富含维生素、矿物质、膳食纤维和多种植物化学物质，具有抗氧化、抗菌、抗病毒、抗癌和抗炎等作用。它能够促进肠蠕动，具有消食开胃、增进食欲的作用。山楂还有降血压、调节心肌、降血脂、防止动脉粥样硬化、预防癌症及增强免疫力等作用。

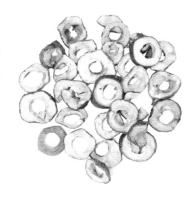

食用价值

山楂味酸，在食品工业中具有广泛的用途，可以用来做各种食物，如制作蜜山楂、山楂糕、山楂片、山楂酒、冰糖葫芦等。也可用来制作药膳，如山楂蜜枣炖山药、山楂银花汤等。但是牙齿敏感的人要注意少吃山楂，脾胃虚弱者和血糖过低者最好不要食用山楂。山楂不能空腹吃，否则会对胃黏膜造成损伤。山楂煮熟吃比生吃更有益健康。

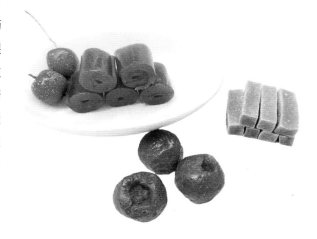

乌梅

乌梅为蔷薇科植物梅的近成熟果实制成，主产于浙江、福建、云南等地。夏季梅近成熟时采收，低温烘干后闷至皱皮，色变黑时即成，去核生用或炒炭用。

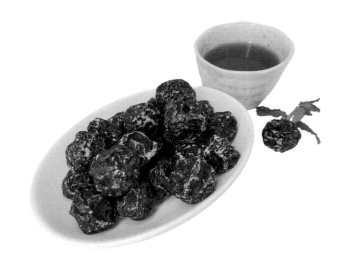

药用价值

乌梅归肝、脾、肺、大肠经，性味酸、涩、平，具有敛肺止咳、涩肠止泻、安蛔止痛、生津止渴之效，主治肺虚久咳、久泻久痢、虚热消渴、蛔厥呕吐腹痛。此外，乌梅炒炭后，涩重于酸，收敛力强，内服能固冲止漏，可用于崩漏不止、便血等，外敷能消疮毒，可治胬肉外突、头疮等。

食用价值

乌梅含有丰富的有机酸和矿物质，既是人们喜欢的零食，又可用来泡酒。从营养成分上来说，乌梅的有机酸含量，如柠檬酸、苹果酸等非常丰富。其中，有一种特殊的枸橼酸，它能有效地抑制乳酸，并祛除使血管老化的有害物质。

乌梅酒能够促进消化、美容养颜，兼具消除春困秋乏的作用。抛开乌梅酒的这些功效与作用，就单单说乌梅的酸甜口味借着酒香荡漾开来，饮一口，生津开胃，心旷神怡，便是慵懒初夏醒神的最佳选择了。

杏仁

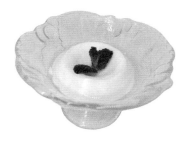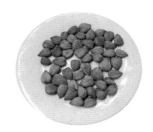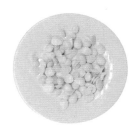

杏仁分为甜杏仁和苦杏仁两种。苦杏仁呈扁心形，表面黄棕色至深棕色，味苦；甜杏仁颗粒大，淡黄色，味甜。杏仁营养价值高，含有丰富的蛋白质、维生素和矿物质。

药用价值

药用杏仁多为苦杏仁，能够降气止咳平喘、润肠通便，临床上常用来治疗慢性支气管炎、肺气肿、百日咳等。现代医学研究发现，杏仁中的苦杏仁苷也是一种良好的抗肿瘤药物。苦杏仁中的苦杏仁苷和苦杏仁酶水解产物为氢氰酸，它有止咳的作用，但可引起中毒，因此苦杏仁不可生食。食用多用甜杏仁。

食用价值

甜杏仁作为一种坚果，含有的不饱和脂肪酸对人体有许多益处。研究表明，适当吃坚果可以帮助减肥。杏仁还可以用来制作各种养生粥、汤、饮料等，也是饼干、糕点等的配料。

枣

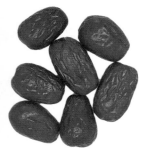

大枣为鼠李科植物枣的成熟果实，呈椭圆形或球形，表面暗红色有皱，略带光泽，肉质柔软，气微香，味甜。

酸枣为鼠李科植物酸枣的成熟果实，果小，呈球形或短矩圆形，表面红褐色，肉少皮厚，味酸。

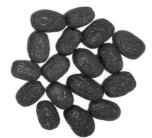

大枣与酸枣

药食兼用的枣有大枣和酸枣，二者在形态与功效上均有不同。

酸枣多以种仁入药。酸枣仁呈扁圆形或扁椭圆形，表面紫红色或紫褐色，平滑有光泽，或有裂纹，所研成的粉末为棕红色，气微，味淡。

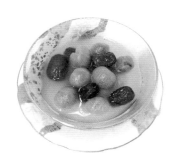

药用价值

中医认为，大枣和酸枣仁均可镇定安神、养心护肝。其中大枣更宜补中益气，用于脾虚食少、乏力便溏、妇人脏躁；而酸枣仁在治疗虚烦不眠、惊悸多梦、体虚多汗、津伤口渴方面效果更好。

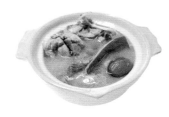

食用价值

酸枣仁用于宁神安眠需炒熟再用，生吃反而有兴奋作用。

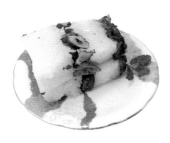

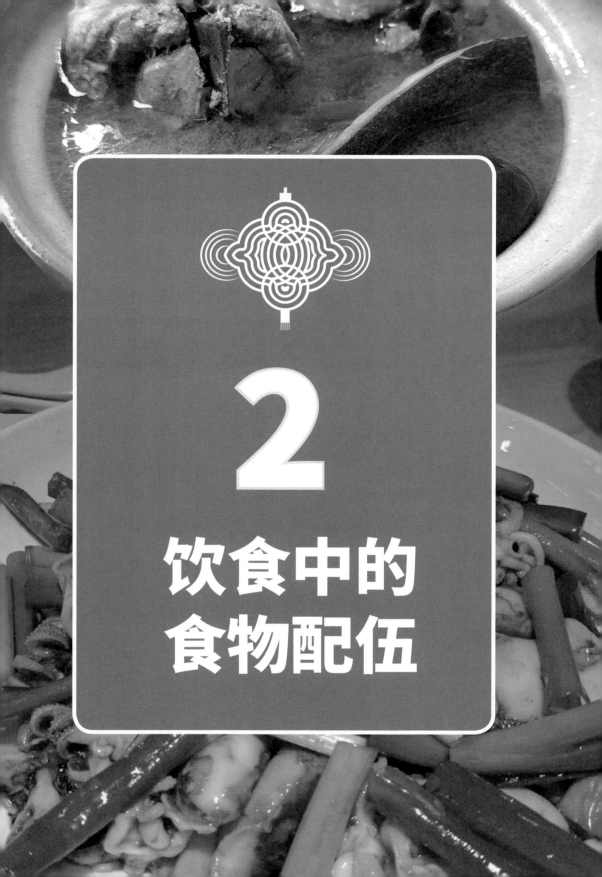

2

饮食中的
食物配伍

冬季养生茶

茶道养生，一直以来都被人们普遍认可。本节给大家介绍两款隆冬季节的养生茶。

黄芪红茶

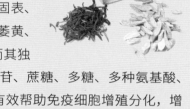

中医认为，红茶性味甘温，含有较多蛋白质，可以补益身体、养蓄阳气、生热暖腹，增强人体对寒冷的抗御能力。

黄芪性微温，味甘，归肺、脾经，能补气固表、利水托毒，可用于气虚乏力、中气下陷、血虚萎黄、内热消渴。《本草新编》有载："其功用甚多，而其独效者，尤在补血。"现代营养学认为，黄芪含皂苷、蔗糖、多糖、多种氨基酸、叶酸，以及硒、锌、铜等多种微量元素，可以有效帮助免疫细胞增殖分化，增强免疫力，同时，还能扩张冠状动脉，改善心肌供血。

黄芪与红茶同煎饮用可以缓解干燥的症状，对身体虚弱者很有益处。

菊花普洱茶

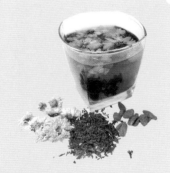

菊花的清雅品格为历代诗人所喜欢，《礼记》中言"季秋之月，鞠（通'菊'）有黄华"，屈原在《离骚》中也曾写道："夕餐秋菊之落英。"菊花性微寒，味甘、苦，归肺、肝经，《名医别录》记载："疗腰痛去来陶陶，除胸中烦热，安肠胃、利五脉、调四肢。"菊花中富含黄酮类物质和维生素，具有软化血管、促进血液循环、降低胆固醇的功效。熟普洱性味温香，可以中和菊花的微寒之性，同时，熟普洱具有养胃护胃、降血脂的功效，与菊花相辅相成。

山楂五味子茶

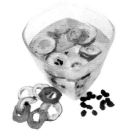

　　每逢佳节"胖三斤"，当遇到进食过多的情况时，我们应该怎么调理肠胃，如何消食积、排毒素呢？这里就给大家介绍一款能够解决这个问题的饮品——山楂五味子茶。

山楂

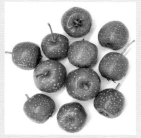

　　山楂性微温，味酸甘，归脾、胃、肝经。《滇南本草》中记载其"消肉积滞，下气；吞酸，积块"，《本草再新》称其"治脾虚湿热，消食磨积，利大小便"。现代营养学研究表明，山楂富含维生素C，每100 g果肉的含量高达53 mg，比苹果高13倍；而山楂中钙元素的含量也在秋季水果中名列前茅。山楂中的黄酮类物质也对人体很有好处，具有降血压、降血脂的作用。

五味子

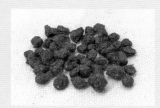

　　五味子性温，味酸甘，入肺、心、肾经。《本草通玄》载其"固精，敛汗"，有收敛固涩、益气生津、补肾宁心的功效，是较好的滋补强壮药。随着对五味子的抗氧化和保护肝脏作用研究的深入，近年来我国许多地方都开始栽培五味子。五味子中含有丰富的有机酸、鞣质和维生素等成分，这些成分有效清除人体自由基的同时还能增强抵抗力，可以用于治疗因化学毒物导致的肝损伤。

　　《简便单方》有载"治食肉不消：山楂肉四两，水煮食之，并饮其汁"。山楂的主要作用是消食健胃，五味子的主要作用是收敛。山楂与五味子搭配，优势互补，一行一收，共奏补肾健胃、行血固气之功。

"霸王别姬"汤

甲鱼

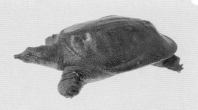

甲鱼肉性平,味甘,归肝经,具有滋阴凉血、补益调中、补肾健骨、散结消痞等作用,素有"美食五味肉"的美称。《随息居饮食谱》有载:"滋肝肾之阴,清虚劳之热。"现代营养学表明,甲鱼肉蛋白质和维生素含量丰富,同时含有不饱和脂肪酸,有抗氧化、抗衰老、降血压、降血糖和增强机体免疫力等多种保健功能。甲鱼的背甲可入药,称"鳖甲",有滋阴潜阳、退热除蒸、软坚散结的功效。

乌鸡

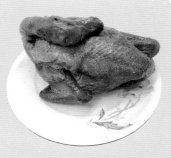

乌鸡肉性平,味甘,《本草再新》记载其"平肝祛风、除烦热、益肾养阴",是补虚劳、养身体的上好佳品。乌鸡含有的氨基酸种类和数量都十分丰富,能清除血液中的垃圾,调节人体免疫功能,对气血亏虚引起的月经紊乱和老年虚损性疾病有补益作用。此外,乌鸡富含维生素A、硒,它们具有清除体内自由基、抗衰老和抑制癌细胞生长的功效。甲鱼与乌鸡两者同炖,就是汲取两者之精华,营养价值和药用功效倍增。

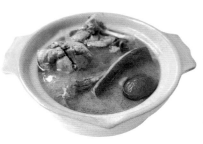

甲鱼最有营养的吃法就是煲汤,甲鱼、乌鸡两种食材都有滋阴补肾的功效,而"霸王别姬"汤偏于滋补肝肾、滋阴清热,脾肾阳虚者慎用。在煲汤的过程中,需要注意的是:①烫甲鱼时不能用沸水,否则甲鱼上的黑膜不易刮净;②甲鱼与乌鸡中的一种质地变软时需先从汤中捞出,留下另一种继续炖制至软,再将捞出的放入,煮沸,方可保证两者质地一致,形态完整。

虫草川芎炖鸭汤

冬虫夏草（简称虫草）是家喻户晓的滋补佳品，素以名贵著称，可煎服，也可用于泡酒、煮粥、煲汤。本节就给大家介绍一道虫草川芎炖鸭汤，不管是和家人分享，还是招待朋友，都十分不错。

虫草与鸭肉同炖，一直备受中医推崇。《本草纲目拾遗》有载："治病后虚损：冬虫夏草三五枚，老雄鸭一只，去肚杂，将鸭头劈开，纳药于中，仍以线扎好，酱油、酒如常，蒸烂食之。"虫草川芎炖鸭汤，则是在此基础上加入川芎，三者配伍，具有补虚益精、补益体力、保护心脏、抗衰老等作用。

虫草

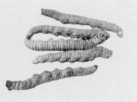

虫草补肾益肺、止血化痰。用于肾虚精亏、阳痿遗精、腰膝酸痛、久咳虚喘、劳嗽咯血，可增强身体免疫功能。虫草既养肺阴又补肾阳，为平补阴阳之品，且药性和缓，长期适量服之有祛病延寿之功效。现代营养学研究表明，虫草除富含优质蛋白质和多种人体必需的微量元素外，还含有丰富的多糖、纤维素、超氧化物歧化酶和核苷酸类等对人体健康有益的物质。

川芎

川芎性温，味辛，入肝、胆经。《医学启源》有载："补血，治血虚头痛。"中医认为，川芎能活血行气、祛风止痛，可用于治疗胸痹心痛、胸胁刺痛、跌仆肿痛、月经不调、经闭痛经、症瘕腹痛、头痛、风湿痹痛等。

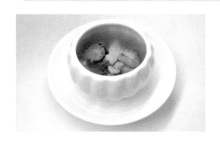

虫草川芎炖鸭汤中三味食材均能温补气血，三者配伍既补阳虚又不伤阴，既能生血又能行血，互相补充、互相促进，是冬季滋补佳品。

当归生姜羊肉汤

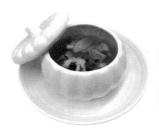

冬季是四时阴气盛极之时，万物生机潜藏，人体的消化功能最为活跃，胃液分泌增多，酸度增强，食量增大，反映了冬季机体对能量需要的增加。天寒地冻的时节，找一家小店，点一碗羊肉汤，大快朵颐、大口喝汤，更是北方人的浪漫。这就是我国的传统药膳——当归生姜羊肉汤。

羊肉

羊肉性温热，味甘，能补体虚、祛寒冷、温补气血，《本草纲目》称之为补元阳、益气血的温热补品。现代营养学认为，羊肉含有丰富的优质蛋白和矿物质，尤其是所含的铁和钙的比例远高于猪肉和牛肉，同时，还能补充人体必需的维生素 A 和维生素 B 族。

生姜

生姜是国家首批公布的药食兼用植物资源，性温，味辛，能解表散寒、温中止呕。《伤寒杂病论》记载的 113 个药方中用生姜配伍者多达 37 个。近年来，对于生姜及其衍生物的研究发现，生姜能降血脂、抗炎、抗氧化，对于肥胖、神经疾病和酒精肝等疾病有较好的预防作用。

当归

当归性温，味甘、辛，《药性论》有载："止呕逆、虚劳寒热，破宿血，主女子崩中，下肠胃冷，补诸不足，止痢腹痛。"当归既能补血又能行血，能治脏腑虚衰之证。现代研究表明，当归有升高血细胞及血红蛋白的能力，对脑缺血引起的损伤有保护作用，促进缺血损伤后神经生长，有抗炎、增强免疫的作用。

《金匮要略》有载："当归、羊肉兼补兼温，而以生姜宣散其寒。然不用参而用羊肉，所谓'精不足者，补之以味'也。"需要注意的是，羊肉性温热，有发热、牙痛、口舌生疮、咳吐黄痰等症状者不宜食用。

黄精川贝母老鸽汤

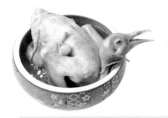

冬季是咽炎、支气管炎的高发季节，那怎么通过膳食来预防呢？本节给大家介绍的就是一道能够养肺阴、益肺气的药膳——黄精川贝母老鸽汤。

黄精

黄精性平，味甘，《本经逢原》有载："黄精，宽中益气，使五藏调和，肌肉充盛，骨髓强坚，皆是补阴之功。"黄精能养肺，中医以黄精来治疗肺结核，同时黄精在动物实验和体外试验中均表现出良好的抗菌效果。现代营养学研究表明，黄精中的植物活性成分（如多糖、皂苷等）具有一定的降血糖和抗氧化效果。此外，在动物实验中，黄精也显示出了较好的减肥作用。

川贝母

川贝母为百合科植物，主要分布于西藏、云南和四川，是润肺止咳的名贵中药材。《日华子本草》称其"消痰，润心肺。末和砂糖为丸含，止嗽"。黄精与川贝母同用，共奏润肺之功，作用缓和，适于肺肾阴虚之劳嗽久咳。

鸽肉

《本草求真》有载："鸽肉味咸气平、性禀金水，故能入肾入肺。"鸽肉肉嫩味美、高蛋白低脂肪，钙、铁、铜等元素及维生素 A、维生素 B 族、维生素 E 等含量高，具有滋补益气、祛风解毒的功效，自古有"一鸽胜九鸡"的赞誉。

黄精、川贝母、鸽肉三者均入肺、肾两经，养气滋阴，对于冬季咳嗽有辅助治疗作用，冬季想要通过食疗滋补身体、治未病于先的朋友不妨尝试一下。

灵芝瘦肉汤

自古以来灵芝就有仙草、瑞草、还阳草等美称，《白蛇传》中白娘子为了救活许仙，不惜冒着生命危险去峨眉山盗取灵芝。此外，许多武侠小说也将灵芝当作能让人起死回生的仙草。那么，灵芝平时应该和哪些食材搭配食用，又有怎样的营养价值呢？

灵芝

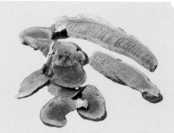

灵芝有紫、赤、青、黄、白、黑六种颜色，较常见的是紫芝和赤芝。灵芝味甘，性平，中医认为其能补气安神、止咳平喘，可用于治疗心神不宁、失眠心悸、肺虚咳喘、虚劳短气、不思饮食。

现代科学研究表明，灵芝中的生物活性成分非常丰富，除多糖、油脂类、多种氨基酸及蛋白质类等成分外，还含有灵芝萜类、灵芝腺苷、灵芝总碱等，是人体细胞生长、发育、修复等所需的原材料，并可参与机体内一系列生理功能，具有增强机体抵抗力、清除体内垃圾净化血液、提高机体耐缺氧能力、消除体内自由基、提高肝脏解毒能力等作用。

猪瘦肉

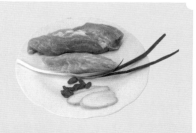

《本经逢原》有载猪肉"甘，平，无毒"。《随息居饮食谱》中对于猪瘦肉功效的描述为："豮猪肉，补肾液，充胃汁，滋肝阴，润肌肤，利二便，止消渴，起尪羸。"猪瘦肉所含的氨基酸和含氮物质能使汤味鲜美，刺激人体胃液分泌，增进食欲。

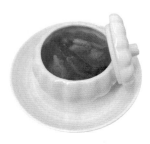

灵芝瘦肉汤，除了灵芝、猪瘦肉两味主要食材外，还可以加入红枣、枸杞子。汤以灵芝、猪瘦肉为主，固本培元；红枣、枸杞子为辅，调色增味，共奏补益之功。

归参鳝丝

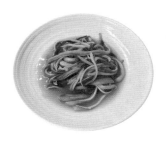

《饮膳正要》有载:"冬气寒,宜食黍,以热性治其寒。"冬季饮食养生宜温补助阳、补肾益精,可以多吃党参、当归、龙眼肉之类的食物。我们给大家介绍的这道药膳归参鳝丝,对于气血不足、久病体弱、面黄消瘦的人恢复健康很有帮助。

党参

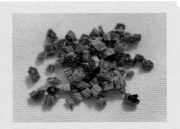

党参最早产于山西长治,秦时置此地为上党郡,党参由此而得名。《本经逢原》中对其的记载为"虽无甘温峻补之功,却有甘平清肺之力",中医认为其补中益气、生津,可治脾胃虚弱、气血两亏、体倦无力,在某些情况下可作为人参的平价替代品。现代营养学认为,党参含有丰富的微量元素和氨基酸,还含有非常丰富的植物活性成分,如酚类物质、甾醇和皂苷等,能够提高人体抗氧化、抗衰老的能力,帮助扩张血管、降血压、抑制血栓形成,改善机体抵抗力。同时,相关动物实验表明党参还可以增强记忆力。

鳝鱼

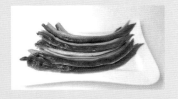

鳝鱼又名黄鳝,是一种营养丰富的淡水无鳞鱼,中医认为其性温,味甘,入肝、脾、胃经。据《本草纲目》记载,黄鳝有补血、补气、消炎、消毒、除风湿等功效。古时候,民间常用黄鳝治疗面部神经麻痹、下肢溃烂等疾病。鳝鱼肉质鲜美细嫩,含有大量维生素 C 和维生素 B 族,蛋白质含量超过大多数淡水鱼类。其可食用部分达到 65%以上。

这道菜中还可以加入当归,将当归和党参先隔水蒸熟,再和鳝鱼一起煸炒。党参、鳝鱼共奏补脾胃、益气血之功效。常食用归参鳝丝可以有效地改善体质。

牛蒡子的配伍

牛蒡子又称恶实，是牛蒡的干燥成熟果实。关于牛蒡子的记载最早出现在《名医别录》，该书称其"久服轻身耐老"，《本草纲目》称其"通十二经脉，除五脏恶气"。

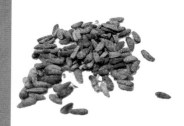

中医认为，牛蒡子性寒，味辛、苦，入肺、胃两经，能升能降，力解热毒，味苦能清火，带辛能疏风。冬季，人体代谢能力下降，饮食多油腻热烫，体内毒素积累难以排除，此时用风干炮制的牛蒡子泡茶是不错的选择。

牛蒡在公元 940 年左右传入日本，此后在当地被视作高档蔬菜。现代营养学认为，牛蒡子营养价值极高，富含牛蒡子苷、脂肪油、拉帕酚、维生素 A、维生素 B_1 等，是非常理想的天然保健食品。药理实验表明，牛蒡子的主要成分之一牛蒡苷有扩张血管、降低血压、抗菌的作用，可抑制癌细胞生长、扩散。

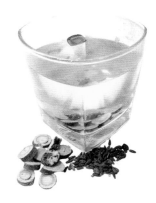

根据传统的中医理论，牛蒡子可以和很多其他药食同源食材配伍，并具有相应的保健功能。

- 配山药，一清一补，能宣肺气、清肺热、健脾胃、祛痰止咳，可治脾胃不健、肺气虚弱、痰湿阻肺引起的胸膈满闷、咳嗽气短、喉中水鸡声、身倦乏力等症。另外，慢性支气管炎、支气管哮喘的虚证者可用此二者。
- 配玄参，相须为用，解毒利咽之功倍增，可治外感发热所致的咽喉红肿疼痛，如急性扁桃体炎、咽喉炎等。
- 配甘草，可治肺经风热或肺经郁火、热毒上炎的咽喉肿痛，如急性咽炎、扁桃体炎等。
- 配薄荷，共奏疏风清热、利咽之功，可治外感风热。

3

节日饮食

春节

春节即农历新年，是我国最隆重、最热闹的一个传统节日，饮食是节日的重要内容之一。

吃饺子的习俗

万历十八年（1590 年）沈榜编撰的《宛署杂记》记载了当时过年吃饺子的风俗。清朝史料记载，在正月初一，"盛馔同享，各食扁食，名角子。取更岁交子之意"。饺子形状似元宝，包饺子象征着包住福运，吃饺子意味着生活富裕。为了讨吉利，北方人通常会把银币、糖、花生等包进饺子里，银币代表财运，糖表示幸福甜美，花生象征健康长寿。

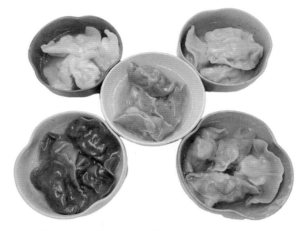

吃汤圆的习俗

南方人春节吃汤圆，谐音"团圆"，意味着新的一年事事如意、合家幸福、团团圆圆。汤圆又名"元宝"，吃汤圆得元宝。汤圆多以红糖、黄糖为馅料，配以花生、核桃、芝麻，取美满甜蜜之意。此外，汤圆还有咸味的，如以肉末与宜宾芽菜做成的咸汤圆。

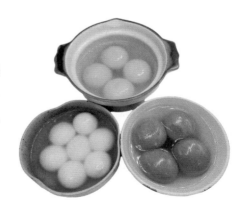

南北融合

随着社会的发展、文化的交融，现代人的春节已出现南北方习俗融合的现象，汤圆开始出现在北方人的年夜饭中，饺子也成为南方人春节要吃的美食。

元宵节

元宵，原意为农历正月十五上元节的晚上，因上元节的主要活动是晚上吃元宵、赏月、赏花灯，故节日名称逐步演化为元宵节。吃元宵象征着家庭像圆月一样团圆，寄托了人们对未来生活的美好愿望。

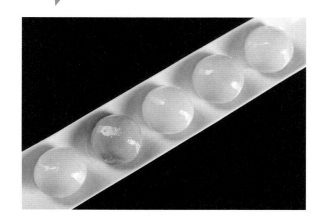

元宵的制作过程

元宵通常由糯米制作而成，分为实心和带馅两种。馅料通常有芝麻、花生、红枣等。元宵的制作过程颇为复杂，需要先制作好固体的馅料，然后蘸水，最后在放满糯米粉的筛漏或者笸箩等容器中来回滚动，边滚边洒水。等馅料全部裹上粉，滚成圆球即制作完成。

元宵与汤圆的区别

"北元宵，南汤圆。"元宵是"滚"出来的，汤圆是包出来的。元宵口感紧实，汤圆口感软糯。因制作工艺不同，元宵久放易干裂，故元宵大部分是现做现卖，而汤圆可长时间冷冻储存。关于汤圆的更多内容，见"春节"一节。

元宵节的地方特色饮食

除了元宵，各地还有极具地方特色的饮食。如长江以北地区有"上灯元宵，落灯面"等习俗，即元宵佳节须吃面条，意味着天长地久、延年益寿；广东有过元宵节摘生菜拌以糕饼的习俗，象征吉祥如意；陕西有一种在面汤里放进各种蔬菜和水果的元宵茶；豫西一带有寓意吉祥如意的枣糕。

清明节

清明又称踏青节、祭祖节等，既是自然节气又是传统节日。作为传统节日，清明的饮食文化也别有风味。

青团

流传千年的青团是清明节时南方的名点，其外皮使用青草汁液制作，色泽为青绿色，所以叫作青团。早期青团只有甜和咸两种口味，甜味馅料主要为枣泥、豆沙，咸味馅料有豆干、笋丁、肉丁等。现在的青团口味各种各样，如巧克力味、鸡汤鲍鱼味、冰淇淋味等。

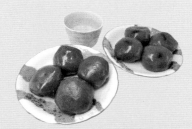

子推燕

子推燕是一种用青色的艾草汁将糯米粉染色制成的粉团，用枣泥与面粉调和，捏成燕子形状，再用柳条串起来，插在墙上，可以冷食。因子推燕食用时较为讲究，且可以保存到第二年清明，所以它成为清明节的重要食物。

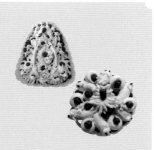

馓子

自春秋战国时期开始食用的"寒具"馓子，也是清明节的一种特色食物。面粉中加入少许食用盐揉成面坯，饧面后，再切条并搓细搓长，上面涂抹一些食用油，最后不断拉伸形成粗细均匀的馓子条，经过油炸之后即为金黄香脆可口的馓子。

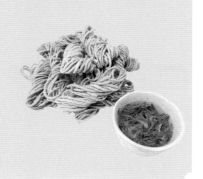

流传千年的清明节，伴随其流传千年的饮食，随时间的推移变得愈发有味道。

端午节

端午节，又称端阳节、龙舟节、正阳节等，节期在农历五月初五。相传人们为了让在这一天投江的屈原的遗体不被鱼类所食，就以粽子投江喂鱼，而后发展成包粽子、食粽子的习俗。

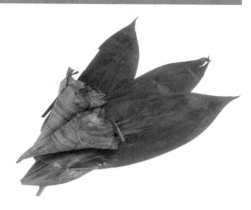

粽子的味道

粽子由粽叶包裹糯米和馅料煮（蒸）制而成，粽叶有箬（竹）叶、柊叶、芦苇叶等。由于各地饮食习惯不同，粽子分为咸粽和甜粽两大类。

北方粽子

北方粽子一般为甜粽，将芦苇叶卷成漏斗状，灌入糯米、黏黄米等，馅料多为红豆沙或红枣。

南方粽子

以肉粽为代表的南方粽子多以箬叶包裹糯米，馅料有肉、赤豆等，有甜味、咸味，有荤的、素的。肉粽是用猪瘦肉在酱油中浸泡一段时间后，裹入同样用酱油浸泡过的大米或者泡好的纯白糯米中制成。另外，还有一种广式蛋黄肉粽，即在肉粽中加入提前蒸熟的咸蛋黄。

粽子的形状

粽子不仅口味多种多样，形状也各有不同。北京粽子个头较大，一般为斜四角形或三角形；广东粽子有金字塔形、条形等；江南的湖州粽有"枕头粽"之称，又因其身形瘦长，颇具线条美而被戏称为"美人粽"。

中秋节

中秋节，又称祭月节、仲秋节、团圆节等，节期在农历八月十五。自古就有中秋节祭月、赏月等习俗，吃月饼、饮桂花酒的习俗也流传至今，经久不息。

月饼的历史与发展

月饼，又称月团、丰收饼等，最初是用来拜祭月神的供品，是中秋节的时节食品。随着时代的变迁，月饼在质量和品种上都有发展。原料、调制方法、形状等的不同使月饼更加丰富多彩，形成了京式、苏式、广式等各具特色的品种。

京式月饼

京式月饼的做法如同烧饼，以烤制为主，重用麻油，口味清甜，外皮酥脆，传统上馅料为素馅。

苏式月饼

苏式月饼皮层酥松，色泽美观，馅料肥而不腻，口感松酥，分甜、咸两种口味。甜月饼以烤为主，为素馅；咸月饼以烙为主，为荤馅。

广式月饼

广式月饼的主要特点是饼面上的图案花纹玲珑浮凸，皮薄馅丰，滋润柔软，色泽金黄。广式月饼从饼皮上划分为糖浆皮、酥皮和冰皮三大类，以糖浆皮月饼为主，酥皮月饼主要是莲蓉类的甜饼，冰皮月饼需放于 2～4℃的冰箱中保存。

网红月饼

随着时代的变迁，现在出现了很多广受欢迎的新品种月饼，如黄金奶油月饼、杂粮月饼、榨菜月饼、保健月饼等。

桂花酒

桂花酒是用秋季盛开的金桂和陈年的白酒、米酒或高粱酒酿造的。酿好的桂花酒色泽金黄、芬芳馥郁、甜酸适口。

中秋之夜，仰望月中丹桂，喝桂花酒，吃月饼，合家欢聚，是节日的一种享受。

重阳节

重阳节，又名登高节、敬老节，节期在每年农历九月初九。登高赏秋与感恩敬老是当今重阳节的两大主题活动。重阳节有其特色的饮食文化。

重阳糕

重阳糕，又称花糕、菊糕、五色糕，因为很多平原地区没有山可以登，高与糕同音，故人们以"吃糕"代替"登高"，表示步步高升。重阳糕没有固定的制作方式，较为随意。

重阳糕的制作方法

重阳糕多由米粉、豆粉等做原料发酵，以枣、栗、杏仁等果料点缀，制作方式因地制宜，主要有烙、蒸两种方式。糕上插五色小彩旗，夹馅并印双羊，取"重阳"之意。

菊花酒

重阳佳节还有饮菊花酒的传统习俗。菊花是长寿名花，是生命力的象征。菊花酒香甜可口，还有清热明目的作用，被看作重阳必饮、祛灾祈福的吉祥酒。

地方特色的重阳饮食

在我国西南地区重阳佳节还有吃糍粑的习俗，糍粑分为软甜、硬咸两种。我国北方的一些地区还有重阳吃蟹的习俗，古诗中有"持螯饮酒菊花天"，重阳时节的蟹堪称上品，长得十分矫健，脂满膏肥。

腊八节

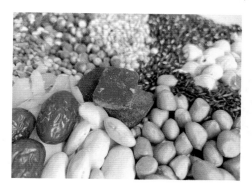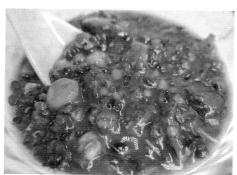

"小孩儿小孩儿你别馋，过了腊八就是年"，腊八节既是一个传统节日，又是春节的前奏。

特色饮食——腊八粥

腊八粥是腊八节的特色饮食，因腊八是释迦牟尼悟道成佛之日，故腊八也是佛教盛大的节日，因此腊八粥有"佛粥""福寿粥"之称。

腊八粥的过去

腊八粥最早是用红小豆和糯米煮制而成，后来食材逐渐丰富。宋代"用胡桃、松子、乳蕈、柿栗之类作粥"；清代腊八粥配方已经颇为复杂，"腊八粥者，用黄米、白米、江米、小米、菱角米、栗子、红江（豇）豆、去皮枣泥等，合水煮熟，外用染红桃仁、杏仁、瓜子、花生、榛穰、松子，及白糖、红糖、琐琐葡萄，以作点染"。

腊八粥的现在

现代腊八粥的食材更具地方特色，但一般以大米、花生、红豆和莲子为主料，扁豆、红枣、桂圆、山药、百合、枸杞、薏米、小米等为辅料，可依个人口味而定。

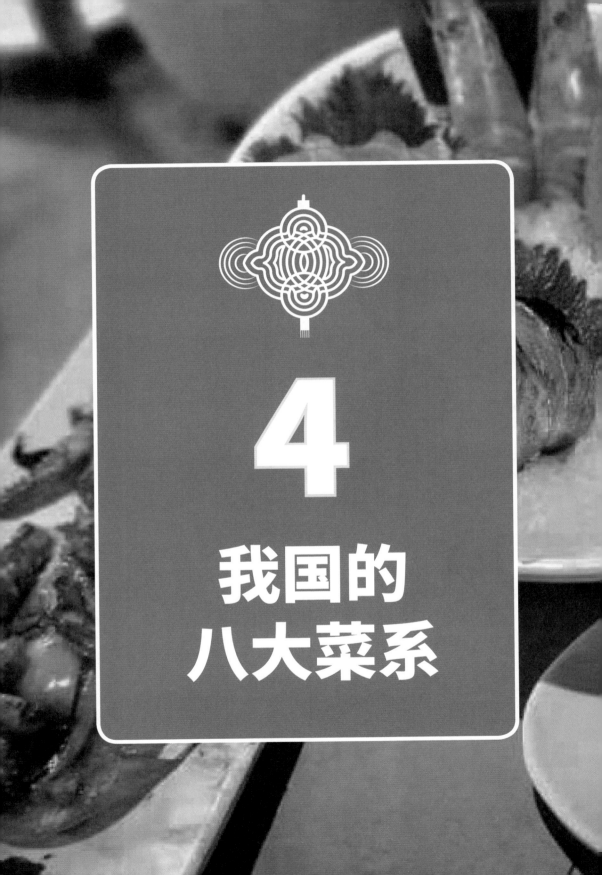

4

我国的
八大菜系

鲁菜

鲁菜以咸鲜为主，以盐提鲜、以汤壮鲜，多数菜肴都要用葱、姜、蒜增香提味，尤其葱烧海参、葱烧蹄筋等以葱香味浓郁为佳。鲁菜的精华还在于用整鸡、整鸭、猪肘等原料熬汤，使得吊出的汤具有醇正自然的鲜香味。

鲁菜的渊源

鲁菜发于春秋战国，成于秦汉，善以葱调味，是"北食"的代表。孔子曰"食不厌精，脍不厌细"，鲁菜的精巧，在于精雕细琢。济南菜的火候、胶东菜的海鲜、孔府菜的豪华，共同融合为菜系之首——鲁菜。

鲁菜的烹制艺术

鲁菜擅长爆炒，精于火候，烹调方法中数爆和拔丝最为人称道。爆有油爆、葱爆、酱爆等：油爆菜脆嫩爽口，色泽更佳；葱爆菜葱香十足；酱爆使酱料完全裹覆食材，更加入味。拔丝是利用糖加热到一定温度时的伸延性，把熬好的汤汁均匀裹在菜品上，体现了鲁菜火功的精湛。

鲁菜的菜品特色

鲁菜选料品种丰富且均衡，果蔬、禽畜、海鲜、干珍制品均有涉猎。在儒家思想的影响下，鲁菜形成了重味、平和、守正的风格，大盘大碗，丰盛实惠。"十全十美席""鱼翅席""海参席"等，都能体现鲁菜的典雅大气。

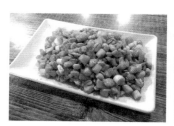
宫保鸡丁

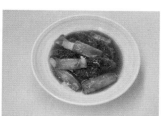
葱烧海参

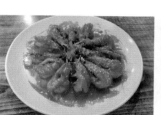
油焖大虾

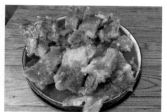
糖醋鲤鱼

川菜

川菜源于古代巴蜀，以取材广泛、调味多样、菜肴适应性强为特征，其风味多样，清、鲜、纯、浓并重，并以善用麻、辣著称。川菜之精髓在于麻、辣、甜、咸、酸、苦味型的交叉使用，呈现出复合缠绵、色香味俱佳的独特风味。

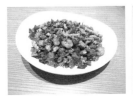 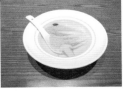 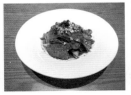 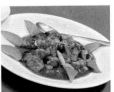

| 干煸辣子鸡丁 | 开水白菜 | 夫妻肺片 | 红烧鳝段 |

百菜百味，多样烹调

川菜讲究色、香、味、形、器，味是百菜之魂。川菜有"七味"（酸、甜、麻、辣、苦、香、咸）和"八滋"（麻辣、干烧、酸辣、鱼香、辣子、怪味、椒麻、红油）之说，由此演变出几十种味型。川菜的烹调方式有炒、爆、熏、泡、炖、焖等30多种。川菜灵活运用味的主次烹调，有"一菜一格，百菜百味"之美誉。

麻辣辛香，细腻和谐

麻辣是川菜中最有代表性的味道，主要由辣椒、花椒、川盐、味精、料酒调制而成，花椒和辣椒的运用因菜而异。麻辣型川菜要做到麻而不木、辣而不燥、辣中显鲜、辣中显味，辣有劲而味无穷。

菜式多样，风格各异

川菜菜式多样，主要有高级宴会菜式、普通宴会菜式、大众便餐菜式和家常风味菜式四类。四类菜式风格既各具特色，又互相渗透和配合，形成一个完整的体系，有广泛的适应性。

粤菜

粤菜历史悠久,是广东饮食文化的亮点,在中国各大菜系中享有盛誉,因用料广博、配料新奇,并善于在模仿中不断创新而深受大众喜爱。粤菜食材用量精而细、配料多而巧、装饰美而艳,注重质和味,口味比较清淡,力求清中鲜、淡中美。

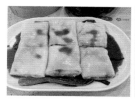 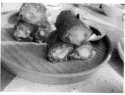 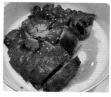 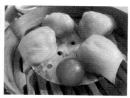

肠粉　　　　　　　红米肠　　　　　　　烧鹅　　　　　　　虾饺

用料广博奇杂

粤菜的取材非常广泛,在选料上讲究新鲜程度,很多名菜选料特殊少见,注重菜肴原料的新颖,讲究选料的应季适宜,并且注重汤水。

烹调方法丰富而精巧

粤菜的烹调技巧百般变化,往往同一技法制作同一种菜肴,也因火候的强弱、投料的先后、用油的多寡、操作的快慢不同,成品质量间存在较大的差异。最常用、最基本的烹调法主要有炒、泡、焗、扒、煎、炸、蒸、烤、扣、炖、滚、烩、煲、氽、浸等。

善于寓医于食

粤菜重视药膳,注重进食与自然协调一致,根据四季变化选用不同性质的食材,在烹饪过程中经常会用到一些中药材。

苏菜

苏菜口味以清鲜、平和、微甜为特色，组配谨严、刀法精妙、色调秀雅、菜形艳丽，菜品佳肴四时有别，且有着浓郁的园林文化和文士气质。苏菜精于炖、焖、蒸、炒和调汤，原汁原味、浓淡适宜、清鲜精致，菜肴制作酥烂脱骨而不失其形、滑嫩爽脆而不失其味。

苏菜的起源

江苏为鱼米之乡，物产丰饶，饮食资源得天独厚，为苏菜奠定了物质基础。早在春秋战国时期，江苏地区就出现了全鱼炙、露鸡，以及需要极强刀功的鱼脍。据《清异录》记载，扬州缕子脍、建康七妙和苏州玲珑牡丹鲊等，都被誉为"至美之味"，说明苏菜早在两宋时就名满天下。

苏菜的特色

苏菜的特点是选料严谨、制作精细、因材施艺、四季有别。

苏菜在选料上特别讲究鲜活、鲜嫩。苏菜十分讲究刀工，刀法精细，富于变化。调味亦是在鲜美、淡雅中求变化，将淮盐、糟、醇酒、红曲，以及虾籽应用到极致，调和五味，但又与清鲜的风格相融合。苏菜菜品风格雅丽，形质均美。

经典苏菜

苏菜名菜众多，如淮安的软兜长鱼、平桥豆腐、朱桥甲鱼、蟹黄汤包，南京的金陵盐水鸭、松子肉，苏州的松鼠鳜鱼、雪花蟹汁，扬州的大煮干丝、文思豆腐，镇江的水晶肴蹄、清蒸鲥鱼，靖江的肉脯，无锡的樱桃肉、梁溪脆鳝，常熟的叫花子鸡，板浦的荷花铁雀，等等。

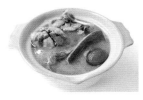
霸王别姬

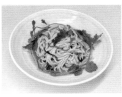
大煮干丝

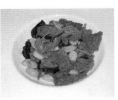
四鲜烤麸

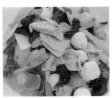
全家福

浙菜

浙江菜，简称"浙菜"，是中国八大菜系中内容丰富、华贵高雅的代表，由杭州菜、宁波菜、绍兴菜、瓯菜组成。菜式小巧玲珑、清俊逸秀，口感鲜美滑嫩、脆软清爽。

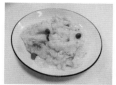 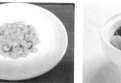 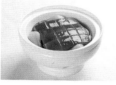 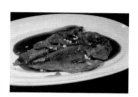

芙蓉鸡片　　　　　龙井虾仁　　　　　东坡肉　　　　　西湖醋鱼

用料精细新鲜

浙江气候温和，土地肥沃，境内有平原，有山区，自然条件非常优越，因此，浙菜讲究用料精细，选用新鲜食材制作出鲜美精致的菜肴。

烹调技巧多样

浙菜擅长用炒、炸、烩、熘、烧、氽等烹调技法，注重火候，口味侧重清鲜脆嫩，轻油、轻芡、轻酱、轻辣，菜肴造型美观、整洁细腻，注重刀工，讲究菜品内在美与形态美的和谐统一。

营养美味

浙菜讲究少盐、少油、少酱、少辣，注重营养健康，用料新鲜，最大限度地保留了食材的营养成分，口味清鲜，突出本味。

闽菜

闽菜作为我国八大菜系之一，历史悠久，源远流长，是中华烹饪文化宝库中的一块瑰宝。闽菜以烹制山珍海味而著称，具有清鲜、和醇、荤香、不腻的风味，并且汤路广泛，在烹坛园地中独占一席。闽菜有三大特色，擅长红糟调味、制汤和使用糖醋，主要代表菜肴有佛跳墙、鸡汤氽海蚌、淡糟香螺片、荔枝肉、醉糟鸡等。

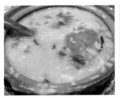 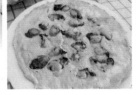 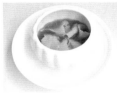

| 海鲜粥 | 佛跳墙 | 海蛎煎 | 汤氽海螺 |

用料来源丰富多彩

因为福建依山傍海，特色物产分布广阔，所以闽菜烹调食材丰富，尤其擅长制作海鲜原料，使其菜品繁多，风味迥异。

烹调艺术清鲜淡雅

闽菜刀工严谨，调味特异，善于用糖和醋，使食物味道甘美芳香。闽菜中汤菜居多，滋味清鲜，烹调比较细腻，烹调方法多样。

营养丰富均衡

闽菜把质鲜、味纯、滋补紧密联系在一起，多选用具有保健功能的食材，有益食用者的健康，同时，注重药膳和减少营养素损失的烹调方法的创新研究。

湘菜

湘菜善用煨、炖、腊、蒸、炒等烹饪方法，以其味辣口重、色浓油多之特点风行于世。湘菜烹制讲究"配合"，量的配合、质的配合、色的配合、味的配合、形的配合等，其美感可以激发人们强烈的食欲。

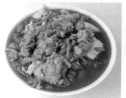 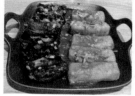 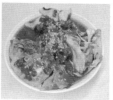 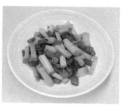

干锅鱼杂   长沙臭豆腐   老坛剁椒鱼头   小炒藕节

湘菜的起源

湖南，在古代主要是楚人和越人生息的地方，多民族杂居，饮食风俗各异，祭祀之风盛行，《楚辞·招魂》就列出了三四十种湖南菜肴。湘菜按照地理位置划分为湘江流域菜系、洞庭湖区菜系和湘西山区菜系。

湘菜的烹制特色

湘菜注重入味，利用刀工和切割技巧使味道更容易渗透食材，在加热前、加热中和烹饪后调味，或加入汤汁，与无味的原料融合产生鲜味，或使主料、辅料和味料结合产生新的复合味道。湘菜调味尤重酸辣，用酸泡菜做调料，再加辣椒烹制出来的菜肴开胃爽口，独具特色。

湘菜的菜品特色

湖南各地区地貌结构不同，食材也不尽相同，各地区都能善用本土特产作为烹调原料。湘江流域以煨菜和腊菜著称，洞庭湖区以烹制河鲜和家禽见长，湘西山区以山珍野味、熏肉和腌肉为特色。

徽菜

徽菜是徽州六县的地方特色，独特的地理人文环境赋予徽菜独有的味道，其特点是重视用油、色泽、火功，注重原汁原味。

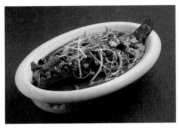
臭鳜鱼

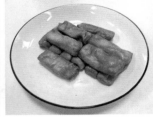
徽州毛豆腐

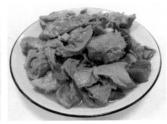
一品锅

就地取材，以鲜制胜

徽地盛产山珍、野味、河鲜、家禽，徽菜就地取材、选料严谨，使菜肴地方特色突出并保证清鲜。

烹调重油重色重火

在重油上，徽菜根据不同的菜品选用不同特性的油，可谓"因菜施油"。在重色上，徽菜重视菜肴的色彩搭配，使其色彩丰富。在重火上，徽菜善用火候，火功独到，根据不同原料的质地特点、成品菜的风味要求，分别采用大火、中火、小火烹调。

营养均衡，口味宜人

徽菜用料新鲜，使得菜品口味鲜美、营养丰富，保证了原汁原味，且选料搭配合理，讲究食补，以食养身。

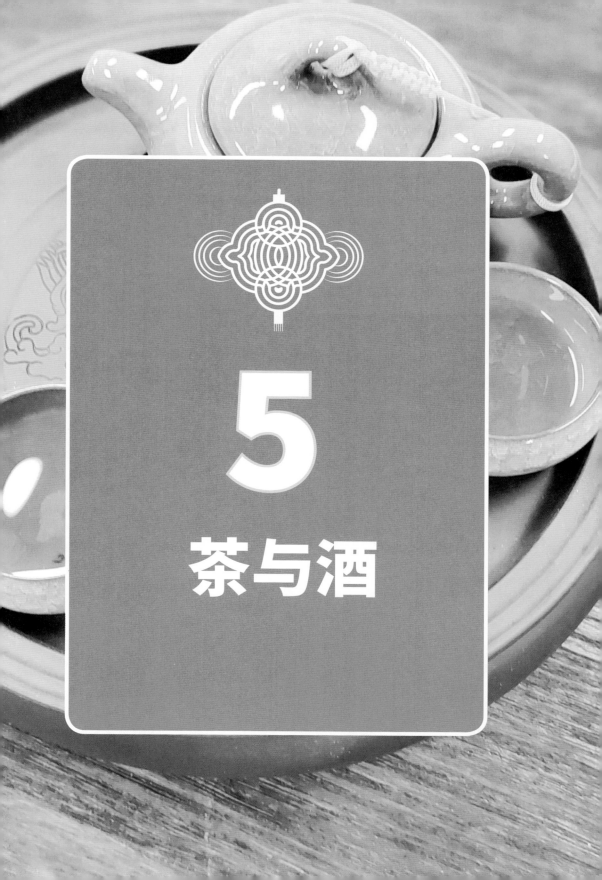

5

茶与酒

茶

茶的起源

古籍《茶经》中记载"茶之为饮，发乎神农氏"，清《日知录》中有"自秦人取蜀，而后始有茗饮之事"，田螺山遗址中具有 6000 余年历史的人工种植茶树根，表明我国茶文化的源远流长。

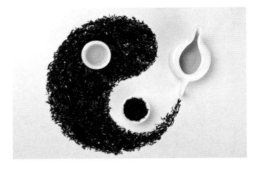

从传说"神农尝百草，日遇七十二毒，得茶而解之"，到《神农食经》"茶茗久服，令人有力，悦志"，再到《广雅》中的"其饮醒酒，令人不眠"，由此看出，我国茶文化的发展离不开其生理功效。

茶的营养价值

现代营养学对茶的功效性进行挖掘，发现茶具有强大的保健作用。茶富含茶多酚、叶绿素、β-胡萝卜素、茶氨酸、茶多糖、γ-氨基丁酸、吡咯喹啉醌等多种功能强大的植物源化合物。这些功效性物质被验证有抗氧化、抗炎、降低心血管病发病概率、降血脂、减少体脂形成、抗菌、改变肠道菌群生态、延缓衰老、美容、增强大脑功能、增强记忆力和学习能力、抗辐射、增加白细胞数量、提高免疫力、降血糖、降血压、保护神经等功效。

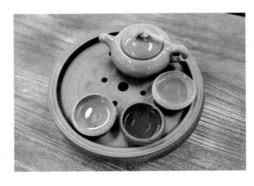

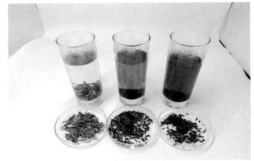

酒

酒的起源

关于酒的起源，一般认为始载于西汉刘向编写的《战国策》。据该书记载："昔者，帝女令仪狄作酒而美，进之禹，禹饮而甘之，遂疏仪狄，绝旨酒。"又载："后世必有以酒亡其国者。"此后，三国蜀汉学者谯周所著《古史考》也说："仪狄造酒。"无论酒何时出现，民众一直爱酒。古人认为酒是天赐之物，春秋以来延续"凡祭必饮""凡饮必酒"的惯例。有谚语说"酒是粮食精，越喝越年轻"，酒是现代社交常备品。喝酒在我国已超脱饮食，形成"酒礼一体"的特色酒文化。常见的粮食酿造酒有黄酒、白酒、米酒、啤酒等。

酒的益处与危害

民间有"小酌怡情，大酌伤身"一说，这其中有一定的科学道理。

酒精的二级代谢产物乙酸会影响脑神经递质的水平，使饮酒者产生快感、忘记痛苦。另外，酒可以促进血液循环、增强胃肠道蠕动功能。所以，适量饮酒有利于身心健康。

但过量饮酒会让人的大脑中枢神经产生依赖感，出现上瘾症状，危害健康。

酒的一级代谢产物乙醛具有毒性，是造成饮酒宿醉的罪魁祸首，也会增加罹患酒精性心肌病、酒精性肝脏疾病、脑病变、多发性神经炎、消化系统炎症、消化系统溃疡、消化系统癌症的风险。

因此，多喝酒无益于健康。饮酒要注意适量适度，以一天不超过 15 g 乙醇的量为度。

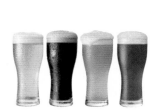
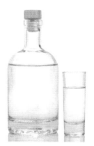
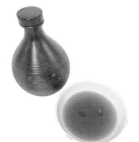
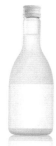

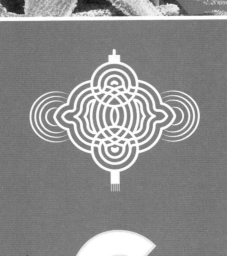

6

地方特色
美食与营养

北京烤鸭

起源

明朝御厨用炭火烘烤湖鸭，使鸭肉皮脆肉嫩，取名"烤鸭"，后传入北京并被发扬光大。1986年，在布拉格举行的第五届国际烹饪大赛中，中国的北京烤鸭荣获金牌，从此名声大振。

做法

北京烤鸭制作方法独特，先将鸭肉真空处理，使皮肉分离以确保鸭皮酥脆、肉质鲜嫩；接下来把鸭子放入沸水白灼，并涂上用麦芽糖与水调配的酱料，挂在通风处风干；最后放入高温烤箱烤制，使鸭子受热均匀，烤至金黄色。

北京烤鸭讲究"片鸭"，片好的鸭肉有鱼鳞状和柳条状，大小均匀，片片有皮带肉，风味独特。烤鸭佐料讲究，将甜面酱抹在荷叶饼上，再铺齐几片烤鸭片，夹上几根葱丝、黄瓜条、胡萝卜条，最后将荷叶饼卷起可食。

北京烤鸭是北京美食中的一道标志性菜肴，鸭坯选自系统饲养的北京鸭。北京鸭是十分优质的肉食鸭，烹制后色泽红亮、肉质细嫩、味道醇厚、肥而不腻。

营养价值

烤鸭营养丰富，每百克含蛋白质19.2 g、脂肪41 g、水36.2 g，还含有维生素B_1、维生素B_2和钙、磷、铁等微量元素，以及多种氨基酸和不饱和脂肪酸，搭配大葱、大蒜和黄瓜食用可以提供身体所需多种营养。

潮汕粥

起源

潮汕人食粥的习惯由来已久，一是因为潮汕地处亚热带，气候炎热潮湿，人们流汗较多，容易食欲不振，食粥可养胃气、生津液，既充饥解渴，亦养生益胃；二是历史上潮汕地区以水稻种植为主，人们的生活水平低，人口多、食物少，煮粥相对节省米。过去在老百姓米粮不够吃的情况下，把粥作为主食，再配以潮州三宝（花生、咸菜、萝卜干）下粥。农村还常将地瓜或蔬菜切碎和米同煮，称为番薯粥或菜粥。

做法

潮汕粥是用砂锅煮出来的，粥是主料，配料一般有河海鲜、禽类、蛇、蛙、龟、鳖等。煮粥分两个阶段：第一阶段旺火煮沸，不断搅拌，让米粒间的热气释放出来；第二阶段转小火慢熬，减少翻搅，才不会搅散米粒。潮汕人煮粥是很讲究的，水和米按一定比例下锅，旺火煮熟，当米开始爆腰时将锅拿起，隔十多分钟后，便成又黏又香的粥，然后配以潮州各种著名小吃食用。

营养价值

潮汕粥具有补脾、和胃、清肺功效。大米补中益气、健脾养胃、益精强志、和五脏、通血脉、聪耳明目、止烦止渴止泻，富含维生素B族；河鲜等营养丰富，肉质松软易消化，对身体虚弱者和病后需要调养者是极好的食物。

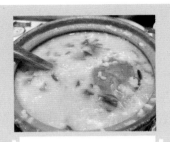

潮汕粥，当地人称之为"糜"，以大米和海鲜为原材料，加入潮州菜的独特配料，风格独树一帜。潮汕粥如果下油盐及打散的蛋类，称为"卵糜"；下猪肉或牛肉，称为"猪肉糜"或"牛肉糜"；下鱼片则称为"鱼糜"。如果仅用糯米煮粥则称为"秫米糜"。潮汕粥的稠稀程度各有不同，但都不会如饭汤那么稀薄，这正是其独特之处。潮汕粥分潮汕泡粥和潮汕砂锅粥，米讲究颗颗分明、刚刚爆花，米香释出，粥底粒粒清爽，粥水香滑软绵。

佛跳墙

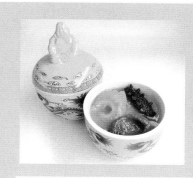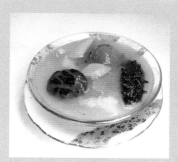

　　佛跳墙，又名"福寿全"，是福建的名菜，属闽菜系，至今有百余年的历史，因当时在聚春园菜馆雅集的文人即兴所赋诗中有"坛启荤香飘四邻，佛闻弃禅跳墙来"之句，故名。佛跳墙通常为鲍鱼、海参、鱼唇、牦牛皮胶、杏鲍菇、蹄筋、花菇、墨鱼、瑶柱、鹌鹑蛋等食材加入高汤和绍兴酒，文火煨制而成。成菜后软嫩柔润，浓郁荤香又不腻，味中有味。

特色

　　由于佛跳墙是把几十种食材放在一起煨制，这些食材既有共同的荤味，又保持各自的特色。吃起来软嫩柔润，荤而不腻；各种料互为渗透，味中有味。佛跳墙在煨制过程中几乎没有香味冒出，在煨成开坛之时，微微掀开荷叶，便有酒香扑鼻，直入心脾。食时酒香与各种香气混合，香飘四座，余味无穷。

营养价值

　　佛跳墙富含蛋白质、矿物质，具有美容养颜、调经润肠、降低胆固醇、促进生长发育等作用。

火锅

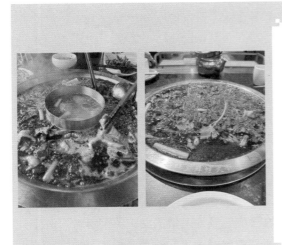

火锅是包容性的集大成者，主要锅型有九宫格和鸳鸯锅。从清汤到菌汤，从微辣、中辣到特辣，食客可根据自己的口味选择。鹅肠、牛肚、肉卷、大虾、白菜、豆腐，没有火锅不能接纳的食材。油润、麻辣、咸香、鲜甜铺陈了火锅的滋味，丰富的调味料、汤底与食材共同构建了火锅的江湖。

四川火锅

四川火锅分重庆和成都两大流派。重庆火锅底料用辣椒混合花椒炒制，加七分牛油、三分清油，汤底是厚重沉郁的红色；而成都火锅多为纯清油汤底，红色更透亮鲜艳。四川火锅讲究使用鸭肠、毛肚、腰片、黄喉等能大面积吸附辣味的食材。

北京火锅

北京火锅又称涮羊肉，传说是忽必烈发明的。选用内蒙古羊肉，肉质鲜嫩，膻味小。清水中放几片姜和葱段，大火咕嘟，汤的清淡与肉的鲜醇和谐统一，是北京涮肉的灵魂。蘸料有麻酱、蒜蓉、韭菜花等，咸鲜油润而少辣。

粤式火锅

在广东，吃火锅叫作"打边炉"。粤式火锅多选择清汤汤底，讲究吃的顺序。最先吃肉类或海鲜，然后吃菌类，再吃青菜，最后烫点米粉。牛肉丸子是必点特制食材。经典蘸料是秘制沙茶酱。

煎饼果子

明朝时期重视经济发展，连带着商人也活跃起来。据传，山东的商人经商时常带着煎饼，后来这种食物传到了天津。在天津，油条又称"馃子"，当时就开始流行用大大的煎饼包住其他的食材的吃法，因为煎饼的软糯与馃子的酥脆搭配在一起口感更好，于是这种食物到后来就被叫作"煎饼馃子"，后常被写作"煎饼果子"。

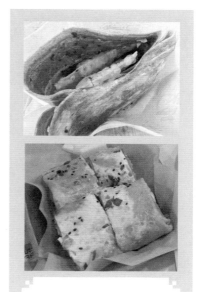

做法

摊煎饼的面糊一定要用绿豆面和白面按照3∶7到5∶5的比例混合而成，和面用鸡骨高汤，卷在煎饼里面的果子一定要是当天新炸的，撒在煎饼上的香葱末一定要切得细细的。舀一勺面糊在平底炉上摊匀，磕上鸡蛋，快速摊匀，撒上香葱，迅速翻转煎饼，然后放上油条或薄脆，依次抹上面酱、辣酱，撒上盐和芝麻。浓浓的面香与鸡蛋香混合，咬一口，绿豆面爽滑，果子脆香，还有酱的浓郁，美味爽口。

煎饼果子是天津、山东、河北等地的著名美食，由绿豆面薄饼、鸡蛋、油条或薄脆的馃箅儿组成，以天津面酱、葱末、腐乳汁等为佐料。

营养价值

煎饼用麦、豆、高粱、玉米等多种谷物制作，含有谷物本身的各种营养，是人体补充能量的基础食物，再卷入各种蔬菜、鸡蛋、肉等配料，营养丰富。煎饼多以粗粮制成，可以促进肠胃蠕动，有益肠胃健康。

简阳羊肉汤

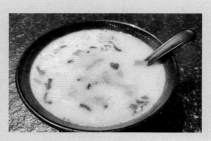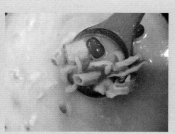

简阳羊肉汤采用优质大耳山羊，其肉质清甜细嫩，几乎无膻味。熬制完成后，浓香四溢，汤色奶白，入口爽滑、肉质鲜嫩，被誉为"中国四大羊肉汤"之一。

起源

简阳羊肉汤传说起源于"鱼羊烩"和"全羊汤"。中华人民共和国成立后，简阳境内羊肉汤馆逐渐增多，随着改革开放，简阳羊肉汤更是迎来了发展的鼎盛时期。

做法

制作讲究：先将漂洗干净的羊肉、羊杂、羊骨架等放入锅内清煮，煮熟后捞出，分类晾干，然后再回锅爆香，加入姜、胡椒等调味料，待有香味溢出、锅底见油时，倒入汤底进行烹煮，最后起锅时放入葱段等调料。

吃法独特：简阳羊肉汤的配菜不会跟羊肉煮成一锅，这样就不会破坏羊汤的味道，羊肉完全没有腥味，直接吃就很鲜美。蘸碟也没有小米辣和腐乳，只有简单的海椒面。

营养价值

羊肉富含优质蛋白质、脂肪、钙、磷、铁、维生素 A、维生素 B 族等营养物质。

饺子

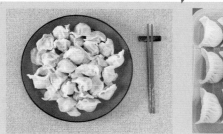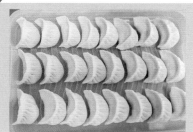

饺子是中国的传统食物，以面皮包馅，形如半月或元宝形，包好的饺子可以拿来制作成蒸饺、煎饺或汤饺，皮薄馅嫩，味道鲜美。饺子馅料多样，或甜或辣，或油或淡，能够满足不同人的口味，深受大众喜爱。

起源

饺子起源于东汉，相传为医圣张仲景首创。三国时期称"月牙馄饨"，南北朝时期称"馄饨"，唐代称"偃月形馄饨"，宋代南称"角子"、北称"扁食"，元、明、清则称"饺子/饺儿"。民间有"好吃不过饺子"的俗语。每逢新春佳节，饺子更成为一道应时不可缺少的佳肴。

做法

饺子从面皮到馅料的制作融会着各种烹饪技巧。饺子皮可用烫面、油酥面、鸡蛋面或米粉制作；馅料可荤可素、可咸可甜。荤馅有虾仁、蟹黄、鱼肉、鸡肉、猪肉、牛肉、羊肉等，素馅有什锦、白糖、红糖等；制熟方法可用煮、蒸、烙、煎、炸等。

寓意

饺子象征团圆，还有招财进宝之意。不同的饺子馅也有不同的寓意，如芹菜馅有勤财之意，韭菜馅有久财之意，香菇馅有鼓财之意等。

驴打滚

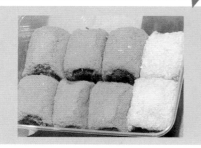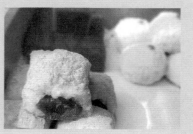

驴打滚，是东北地区、北京和天津的传统风味小吃之一，成品黄、白、红三色分明。其外层沾满豆面，呈金黄色，豆香浓郁，入口绵软，别具风味，豆馅入口即化，香甜入心，是老少皆宜的小吃。

起源

驴打滚源于满族黏食，缘起于承德，盛行于北京。满族狩猎者经常早出晚归，喜爱耐饿的黏食。承德地区盛产一种黍米，可碾成粉用来做黏豆包、年糕和驴打滚。驴打滚在清朝传入北京，成为北京的一种风味小吃。

做法

先用黄米面加水蒸熟，和面时稍多加水和软。另将黄豆炒熟，轧成粉面。再将蒸熟的黄米面外面沾上黄豆粉面擀成片，然后抹上澄沙馅卷起来，切成小块，撒上白糖。做好的驴打滚馅料均匀，层次分明，外表呈金黄色，香甜软糯，有浓郁的黄豆粉香味。

营养价值

驴打滚的原料有大黄米面、黄豆面、澄沙、白糖等。黄豆中的蛋白质和豆固醇能有效降低血脂和胆固醇，不饱和脂肪酸和大豆磷脂能保持血管弹性；丰富的纤维素有助于消化，加速排毒；澄沙（红豆）富含淀粉、矿物质、膳食纤维及微量元素。

美龄粥

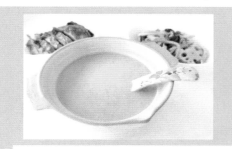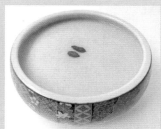

美龄粥是南京传统美食，创于民国时期，由豆浆、糯米、粳米、山药、百合粉、枸杞、冰糖等食材做成，口味独特，清香鲜甜，营养丰富。

起源

据说，宋美龄有段时间茶饭不思，于是府里的大厨用香米和豆浆等食材熬了一锅粥，宋美龄吃了胃口大开，赞不绝口，后来这成了她钟爱的一道粥。再后来，此粥流传到民间，名曰"美龄粥"。

做法

美龄粥的做法非常简单，小火将所有食材熬制成糊状即可。切记，一定要不停地翻搅，防止煳锅。

营养价值

豆浆的蛋白质来源于大豆，富含赖氨酸，和大米一起食用，可以提高大米中蛋白质的吸收率。百合粉含有丰富的黏多糖、维生素、矿物质。糯米含有碳水化合物、钙、磷、铁、维生素 B_2 等营养成分。粳米含有人体必需的碳水化合物、维生素 B_1、维生素 B_2、烟酸、维生素 C，以及硒、锌等微量元素。

烧卖

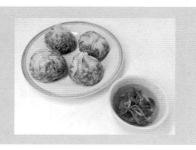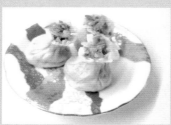

烧卖馅料多为糯米、香菇、萝卜、白菜、瘦肉等，加入调味的酱油、盐、香油、食用油、白糖。食用时佐以醋、蒜丝，味道鲜美可口。

起源

据史料记载，元大都（今北京）就有"素酸馅稍麦"；到明代，典籍中出现了"烧卖"的写法；清代，烧卖不仅在官府、百姓日常饮食中有着广泛普及，还成为宫廷中的特色小吃，并且出现了不同的口味。清代的菜谱《调鼎集》里便有"荤馅烧卖""豆沙烧卖""油糖烧卖"等。如今，全国各地的烧卖品种更为丰富，制作更为精细，如河南切馅烧卖、安徽鸭油烧卖、山东羊肉烧卖等。

做法

正宗的烧卖皮要用专门的擀面杖把面皮周边压出荷叶裙边样的褶皱；包好馅料，用拇指和食指握住烧卖皮边缘，轻轻捏一下即可；蒸之前再在其表面喷一些水。

营养价值

相较于米饭、馒头等单一主食，烧卖的营养更丰富。面粉中含有丰富的碳水化合物、膳食纤维和维生素 E；肉类富含蛋白质和各种矿物质；其他配料也各有营养，如蔬菜富含丰富的维生素、膳食纤维。

生煎包

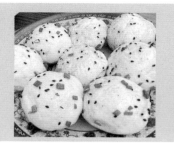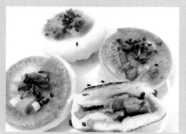

生煎包是流行于上海、浙江、江苏和广东的一种特色传统小吃。外观精巧，轻咬一口，皮酥、汁浓、肉香、油香、葱香、芝麻香，全部的美味在口中久久不散。

起源

关于生煎包的起源，有资料表明，它出现在清乾隆年间："乾隆十六年二月，苏州至上海，县衙带一行抵祥云饭庄，尝本地风味，尤以生煎馒头味独特，赐名包大祥，传宫中御厨学制。"

特色

第一，形态美。皮薄如纸，晶莹剔透，馅大料足，褶多而不破，形如含苞之菊，好吃又好看。第二，制作绝。采用独特的理念，大胆创新配方和工艺，皮薄、馅大、汤充盈。第三，吃法奇。吃前在汤包上戳一道小口，先吸汤，再吃肉和脆皮。

营养价值

隆冬时节，吃几个刚出锅的生煎包，可以同时补充碳水化合物、蛋白质和脂肪这三大供能营养素，有利于驱走寒气。

酸辣粉

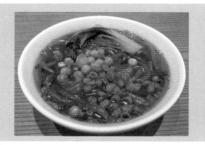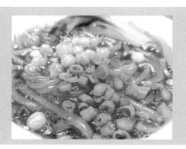

酸辣粉是川渝等地的特色传统名小吃，由于价廉物美，长期以来一直深受人们的喜爱，其特点是麻、辣、鲜、香、酸，油而不腻。

起源

酸辣粉起源于四川绵阳（古称涪城），传说三国时期，刘备、关羽、张飞桃园三结义时，桃园主人选红薯粉做主料，寓意三人的友情像粉条一样绵长，又加入小尖椒、老酸菜、红糖和黄连，寓意人生路上酸甜苦辣都不怕。后人因其酸辣入味称其为"酸辣粉"，在民间广为流传。

特色

酸辣粉的配料使用油辣子——由海椒制成，红薯粉不易吸附水分和调味，因此，酸辣粉调料的口味较一般汤粉更重，比如姜蒜末直接加入，辣味、麻味使用更为猛烈。醋可以激发出其他调料的气味，形成综合香气，酸香、浓郁、微甜。

营养价值

酸辣粉中的红薯粉含有丰富的碳水化合物；鲜汤中有新鲜的辣椒，搭配肉末、花生、鲜蔬、酸菜、葱花等多种配菜，含有膳食纤维、维生素、胡萝卜素及多种微量元素，使营养更加均衡。

文昌鸡

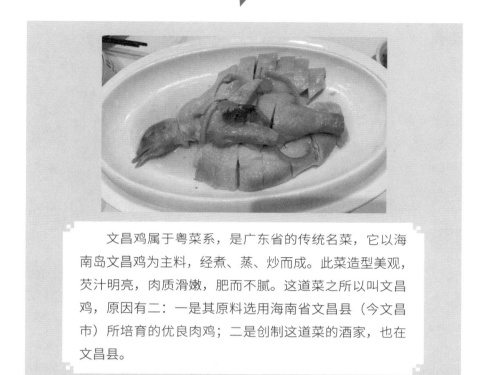

　　文昌鸡属于粤菜系，是广东省的传统名菜，它以海南岛文昌鸡为主料，经煮、蒸、炒而成。此菜造型美观，芡汁明亮，肉质滑嫩，肥而不腻。这道菜之所以叫文昌鸡，原因有二：一是其原料选用海南省文昌县（今文昌市）所培育的优良肉鸡；二是创制这道菜的酒家，也在文昌县。

做法

　　在浸鸡时，将鸡提出两次，更换腔内的汤，以保持鸡腔内外温度一致。在浸鸡肝时，如一次未浸熟，可用盐沸水再浸。这样精细的做法使文昌鸡肉质滑嫩、皮薄骨酥、香味四溢、肥而不腻。

营养价值

　　文昌鸡含有丰富的蛋白质和肌酸，具有强健筋骨的作用。

西安肉夹馍

起源

　　腊汁肉在战国时称为"寒肉"，当时位于秦晋豫三角地带的韩国，已能制作腊汁肉了，秦灭韩后制作工艺传进长安。西安有西域传进来的白吉馍，明朝，樊氏后人研制出腊汁肉夹馍。腊汁肉夹馍讲究宁要肉夹馍，不要馍夹肉，馍一出炉就趁热将大量肉馅夹进去，咬一口，满口肉香。

做法

　　腊汁肉做法精细，选用上好老汤浇出来的肉更是味美、浓厚。馍要干，肉要"肥而不腻，瘦而不柴"，将肉煮至酥烂为止，这样所做的肉夹馍才能馍酥肉香，令人回味无穷，无怪乎人们要称赞肉夹馍："肥肉吃了不腻口，瘦肉无法满嘴油。不用牙咬肉自烂，食后余香久不散。"

营养价值

　　肉夹馍中夹有猪肉、辣椒、香菜等。猪肉富含优质蛋白质和人体必需的脂肪酸，可提供血红素和促进铁吸收的半胱氨酸，可以改善缺铁性贫血。辣椒含有丰富的脂肪、蛋白质、碳水化合物、钙、铁、磷、胡萝卜素、维生素 C 等多种营养成分。香菜可以增加食物的味道，还能和胃调中。香菜提取液具有发汗清热透疹的作用，其特殊香味物质能够有效刺激汗腺的分泌。

　　肉夹馍是西安传统特色美食，将腊汁肉和白吉馍绝妙地搭配在一起，互为烘托，将各自滋味发挥到极致，馍酥肉香，肥而不腻，令人回味无穷。

西湖醋鱼

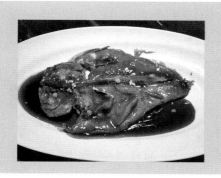

西湖醋鱼是杭州名菜中的看家菜，又称"叔嫂传珍"，传说在宋代，西湖边上，嫂嫂和小叔被歹人欺压，小叔外逃时嫂嫂烧制糖醋鱼为小叔饯行。后小叔功成名就，靠这道菜与嫂嫂相识。其西湖醋鱼成为杭州名菜。

做法

西湖醋鱼选材精细，通常选用 700 g 左右的鲜活草鱼作为原料，烹制前一般先要在鱼笼中饿养一两天，使其排泄肠内杂物，除去泥土味。这道菜的特点是不用油，只用白开水加调料，鱼肉以断生为度，讲究食其鲜嫩和本味。烹制时，火候要求严，要能在三四分钟内烧得恰到好处。烧好装盘后，再浇上一层平滑油亮的糖醋芡汁。成菜色泽红亮，鱼肉鲜嫩，酸、甜、鲜合一，有蟹肉的滋味，别具特色。

营养价值

西湖醋鱼不仅味道鲜美，营养价值也十分丰富。草鱼含有丰富的不饱和脂肪酸，对血液循环有利，是心血管病患者的良好食物来源；还含有丰富的硒元素，有抗衰老、养颜的功效，对肿瘤也有一定的防治作用。

扬州炒饭

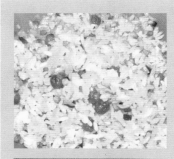

起源

扬州炒饭起源于隋朝，是将未煮熟的干米烘煮成干饭，再用鸡蛋、小米葱炒制而成。清嘉庆年间，扬州太守借鉴"面有浇头"的做法改进了扬州炒饭的做法，伴随华人赴海外经商传遍世界各地。2009 年，扬州炒饭制作技艺被列入第二批江苏省非物质文化遗产名录。

做法

扬州炒饭旨在打造一道饭菜合一的美食，除了米饭和鸡蛋这两种主料以外，还有火腿、虾仁、鸡丁、肉丁、海参、花菇、青豆、笋丁等 8 样配料，所有配料都围绕把米饭做好吃而选择。烹饪过程主要有制什锦、炒蛋饭和合炒 3 个步骤。

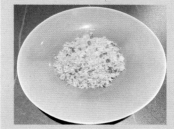

扬州炒饭是江苏扬州的经典美食，主要食材有米饭、鸡蛋等，鲜嫩滑爽、香糯可口。

特色

扬州炒饭每粒米都要自然分开，不能存在饭粒抱团现象。色泽上要求米饭洁白、蛋花金黄，其他辅料各显其天然色泽，形成五颜六色的什锦状，顶端应有虾仁浇头，此为"帽子"。

扬州炒饭宜趁热食用，冷却后风味大逊。宜用勺进食，满勺入口，细嚼慢咽。其总体口感松软滋润，米饭颗颗松软、粒粒分明，各色辅料自呈其天然本味，还带一种特有的锅香镬气。

阳春面

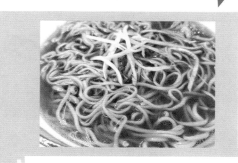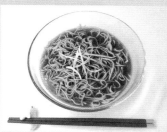

　　阳春面之名源于农历十月的别称——小阳春。以熬香的葱油加烧透的海米与煮熟的面条一起拌食，清淡爽口，面条韧糯滑爽，海米软而鲜美，葱油香郁四溢，因而备受食客欢迎。

做法

　　阳春面的基本配料是鸡蛋、瘦肉丝、葱花三大样，制作简单，味道鲜美。将瘦肉剁成肉末，加盐备用；煎好鸡蛋，注意保持蛋黄的完整；剩油中倒入水，加入肉末熬，鸡汤烧开备用。另备铁锅，烧开水下面，文火煮3分钟，捞出面条装盘。

特色

　　阳春面的重点在装盘，面条在碗底平摊，佐料在面条上堆砌，一如白纸绘春图。将鸡蛋置于面条上方，蛋黄流连于蛋白之上，犹如初升的春阳穿透白云；再将煮熟的瘦肉末在"太阳"之下围成山峦形状，然后将葱花撒入"山峦"，观之如绿树吐芽；熬好的上汤刚好没过面层，看上去犹似一幅三月阳春水彩画。

营养价值

　　阳春面汤清味鲜，含有丰富的碳水化合物，还能提供人体所必需的维生素B族和某些矿物质。面条补气虚、厚肠胃、强气力，加之迅速煮熟能完好地保留面筋蛋白；另外，香草、蒜苗、葱花也都含有各种维生素。

云南过桥米线

起源

　　相传，在清朝，有位女子每日过桥为在小岛上读书的丈夫送饭。女子心疼丈夫身体消瘦，将肥母鸡用砂锅熬好后送过去，并放入米线和其他佐料，不仅味道鲜美，而且保温时间长。丈夫金榜题名后戏说是吃了妻子做的鸡汤米线才高中。这个故事就成为一段佳话，流传至今。

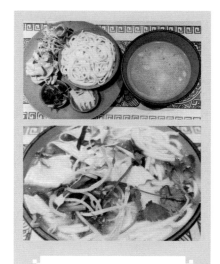

特色

　　过桥米线配料丰盛，制作精细，吃法独特。一套过桥米线由上汤、配料、米线三部分组成。滚烫的上汤用鸡肉、五花肉、猪筒子骨等精心熬制而成；配料由荤盘、素盘和佐料组成；米线由优质大米加工制成。食用时，先将鹌鹑蛋、猪腰片、野生菌等放入滚烫的汤里氽熟，再将鸡肉、酥肉等荤菜入汤，然后放入豆腐皮、葱花等，最后，挑出少量米线放于汤碗中，两碗间形成了"米线之桥"。

　　过桥米线是云南特有的小吃，由汤料、佐料、生猪里脊肉片、生鸡脯肉片、生乌鱼片、五成熟的猪腰片和肚头片，以及水发鱿鱼片制作而成。

营养价值

　　米线水分含量高，高碳水化合物、低蛋白、低脂肪、低无机盐，维生素含量极少；配菜则含高优质蛋白质、高膳食纤维、中等脂肪、低碳水化合物、低无机盐及维生素；脂肪和盐是高汤的主要成分。三部分组成了这道佳肴，其营养成分互相取长补短，营养素较为全面且含量均衡。

炸酱面

起源

炸酱面堪称诸多面条之"鼻祖"，历史悠久，传说是清朝光绪年间经慈禧太后带入宫中，从此"落户"北京。北京炸酱面讲究小碗干炸，小碗意味着现吃现做，干炸指烹饪无水。炸酱面滋味醇厚、鲜咸适口，深受京城百姓的喜爱。

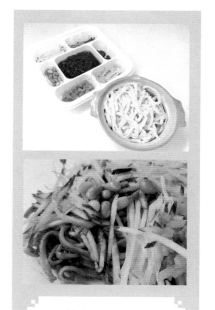

做法

炸酱面的面条稍硬、稍粗，一定得是抻面或现做的手擀面。炸酱很有讲究：首先将葱和姜切丝、五花肉切丁、干黄酱用水调匀备用；然后锅内倒油，小火爆香葱姜丝，倒入五花肉丁翻炒；倒入调好的干黄酱，开大火不停搅拌，酱与油分离后加一小勺糖，搅拌，出锅。炸酱所用的肉是稍肥的五花肉，肉丁要大。配菜也是关键，行话叫"七碟八碗"，一大碗面，五碟菜码，一小碟酱加上一小碟腊八蒜，一样都不能少。切丝或切丁的蔬菜最多有 18 种菜码。

炸酱面是一道传统的中式面食，由菜码、炸酱拌面条而成，面条筋道，配菜丰富，口感好，味道鲜。

营养价值

炸酱面营养丰富。黄酱含有蛋白质、脂肪、维生素、钙、磷、铁等人体不可缺少的营养成分，蛋白质在微生物作用下生成氨基酸，可使菜品呈现出更加鲜美的滋味；面粉性温，煮熟易于消化吸收，有改善贫血、增强免疫力、平衡营养吸收等功效；多种蔬菜丝富含水分、维生素和纤维素，可促进胃肠蠕动，有助于消化吸收。

7

常见
蔬菜营养

大白菜

大白菜属十字花科芸薹属叶用蔬菜，又称为"结球白菜""黄芽菜""窝心白菜"等，是人们生活中不可缺少的一种重要蔬菜，味道鲜美可口，营养丰富，素有"百菜之王"美称。白菜叶含有丰富的维生素 C、维生素 E，可以养颜护肤；白菜帮含有丰富的粗纤维，能起到润肠、刺激肠胃蠕动、促进排毒的作用。食用大白菜可补充营养、净化血液、疏通肠胃、增强免疫力、促进新陈代谢。大白菜品种繁多，以华北地区为主产区。

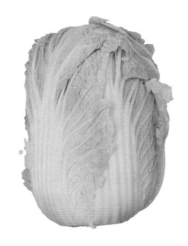

挑选方法

新鲜大白菜叶宽，菜帮水分较多，菜叶多为淡绿色，菜叶顶端紧密地围拢在一起，菜心紧密贴合。若白菜上有深色腐烂斑或有黏液附着应避免选购，腐烂的白菜含有亚硝酸盐，对人体有危害，所以挑选时要多留心。

保存方法

先把白菜表面风干，再放入垫有面巾纸的保鲜袋中，扎紧袋口，置于冰箱保鲜层中冷藏，可存放 5 天以上。注意白菜存放前忌用水洗，水洗后蔬菜茎、叶细胞外渗透压和细胞呼吸发生改变并最终造成茎、叶细胞死亡溃烂，营养成分会大量损失。

大白菜的营养成分
（以 100 g 为例）

蛋白质	1.5 g
碳水化合物	3.2 g
脂肪	0.1 g
膳食纤维	0.8 g
维生素 A	0.2 mg
胡萝卜素	0.12 mg

烹饪建议

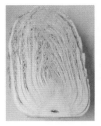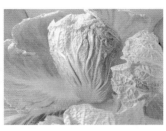

　　大白菜品种繁多，食用方法多样。例如，山东胶县的白菜，菜叶为绿色，叶面微皱，上有稀疏的毛刺，菜帮较薄，微甜，其最佳食用方法是炒食与生食；北京的青口白菜，叶顶端紧密贴合，呈圆球形，顶部稍大而平，菜帮水分较多，纤维较少，煮食易烂，适宜涮火锅；天津的绿白菜，细长、柔嫩，菜帮较薄，纤维含量适中，生食口感甜脆，煮食易烂，最适宜炖食。

　　用白菜制作菜肴时，炒、煮、焯的时间均不宜过长，否则营养成分会大量流失。切大白菜时宜顺丝切，这样白菜易熟。且应先洗后切，避免白菜中维生素C等水溶性营养成分流失。

　　酸菜是我国东北地区一道非常有名的菜品，制作工序主要有晒菜—杀菌—入缸—封缸—发酵。选择新鲜的大白菜晒至菜帮不脆，菜叶开始打蔫；用盐水浸泡白菜，同时用酒精擦拭酸菜缸及压酸菜的石头，以达到杀菌效果；随后将白菜不留空隙地在缸中转圈摆实，将盐水倒入缸中没过白菜，用石头压住；用塑料膜封住缸口，1个月后即达到最佳食用期。腌制一个半月后需将酸菜从缸中取出，置于冰箱冷冻保存。

　　乾隆白菜是一道地道的北京菜，曾受乾隆皇帝的称赞。其做法非常简单。将白菜叶用手撕成小块，然后将芝麻酱、陈醋、蜂蜜、白糖按照3：3：2：2的比例调和成酱汁，把酱汁浇在白菜上即可。

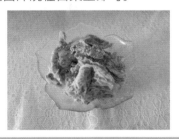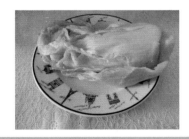

　　大白菜营养丰富，而且热量极少，是理想的"减肥蔬菜"。大白菜中含钠也很少，不会使机体保存多余水分，可以减轻心脏负担，适宜中老年人和肥胖者食用。但白菜性偏寒，脾胃虚寒的人应少吃或不吃，腹泻者尽量不要食用白菜。还值得注意的是忌食隔夜的熟菜与未腌透的白菜，因为这样的菜会形成亚硝酸盐沉积，增加患癌风险。

冬瓜

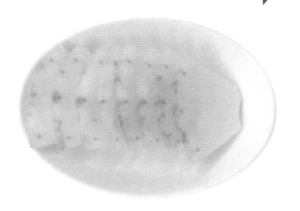 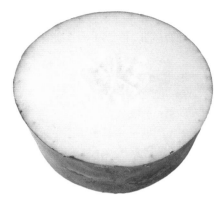

冬瓜，又称"白瓜"，属葫芦科冬瓜属，在我国各地均有种植，以浙江地区产量最大。冬瓜含水量高，100 g 鲜品中含水量高达 96.6 g，因此，冬瓜能有效补充人体内的水分，且其含钠量极低。冬瓜含有丙醇二酸，可抑制糖类转化为脂肪，对防止体内脂肪堆积、预防动脉硬化有重要作用。冬瓜的膳食纤维含量较高，能辅助控制血糖，降血脂。冬瓜性微寒，味甘淡，入肺、大肠、膀胱三经，能清肺热化痰、清胃热、除烦止渴，还能去湿解暑、利小便、消除水肿。

冬瓜的营养成分（以 100 g 为例）	
蛋白质	0.3 g
碳水化合物	1.8 g
膳食纤维	0.9 g
维生素 C	27 mg
维生素 E	0.02 mg
维生素 B_1	0.01 mg
硫胺素	0.01 mg
烟酸	0.2 mg
钾	65 mg
钠	0.2 mg
镁	5 mg
磷	14 mg
铁	0.1 mg

挑选方法

市面上的冬瓜主要有黑皮、白皮、青皮三种类型。黑皮冬瓜肉厚，可食用部分占比较高；白皮冬瓜肉薄、质松，易入味；青皮冬瓜则介于二者之间。挑选冬瓜时，应选择形状端正、无斑点、无外伤，且皮不软、不腐烂的，按压感觉其表皮硬、肉质紧实者口感佳。

完整的、没有切开的冬瓜放于阴凉干燥处可以保存数月；切开后的冬瓜用保鲜膜密封好切口置于冰箱冷藏，食用前沿切口处切下薄薄一层弃之即可。

烹饪建议

冬瓜的烹饪方法与其他常见蔬菜类似，都十分简单。其中，红烧冬瓜与冬瓜排骨汤是最经典的菜品，也是浙江省的特色名菜。另有一道浙江宁波的传统名菜——臭冬瓜，是由冬瓜切条腌制而成，风味独特，健脾开胃，老少咸宜。

另外，用冬瓜与红糖熬制成的冬瓜茶有清热止渴的作用，是受大众欢迎的饮品；冬瓜与豆瓣制成的冬瓜酱是山西运城的传统食品；冬瓜经糖渍制成的冬瓜糖也是孩子们喜欢的零食。

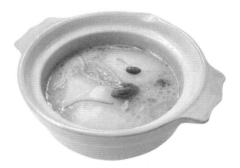

冬瓜汤

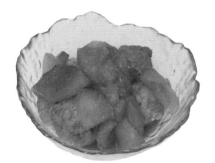

冬瓜烧肉丸

冬瓜营养丰富，含有多种活性成分，是典型的高钾低钠蔬菜，被称为减肥佳品。冬瓜有明显的减肥轻身作用，有消肿作用，对肾炎水肿患者有益，也是糖尿病与高血压患者的理想蔬菜。

黑木耳

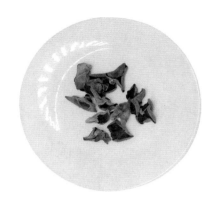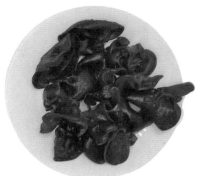

黑木耳，属木耳科木耳属，又名黑菜、木耳、云耳，为我国珍贵的药食兼用胶质真菌，也是国际公认的保健食品。我国是黑木耳的故乡，其种植历史可追溯到4000多年前，目前在东北、华北、中南、西南地区及沿海各省份均有种植。黑木耳富含粗蛋白、氨基酸、糖类及钙、磷、铁等人体所需的矿质元素，其中，所含的黑木耳多糖可以提高免疫力、抗炎抗癌，所含的腺苷类物质可以抑制凝血、预防血栓。黑木耳性味甘平，具有清肺润肠、滋阴补血、活血化瘀、明目养胃等功效，能用于治疗崩漏、痔疮、血痢、贫血、便秘等症状。

挑选方法

优质的干木耳呈乌黑色，色均匀且无杂质，外形朵大均匀，耳瓣酥散，稍卷曲，质地轻盈；质地有韧性，不易碎；泡发后膨胀度大，表面光滑。

黑木耳的营养成分（以 100 g 干品为例）

蛋白质	10.6 g
碳水化合物	65 g
粗纤维	7 g
脂肪	0.2 g
维生素 B$_1$	0.17 mg
维生素 B$_2$	0.44 mg
胡萝卜素	0.03 mg
烟酸	2.7 mg
钙	357 mg
磷	201 mg
铁	185 mg

保存方法

　　鲜木耳不仅难贮存，而且其中含有的卟啉类物质容易使人接触阳光后皮肤红肿发痒，但是经过暴晒后大部分会被分解，所以市面上售卖的大部分是木耳干制品，在阴凉干燥处可长期存放，食用前用净水泡发，然后清洗干净即可。

烹饪建议

　　干木耳烹饪前需先泡发。泡发时可用温水，加入适量盐可辅助木耳变软，随后换一盆干净的水，加入几勺淀粉，可以去除木耳上细小的杂质和残留的沙粒，最后再冲洗一遍即可。

　　木耳是常见的食材，木耳炒鸡蛋、木耳炒肉、凉拌木耳都是餐桌上常出现的美食。木耳在有名的鲁菜木须肉中也是不可或缺的重要食材。

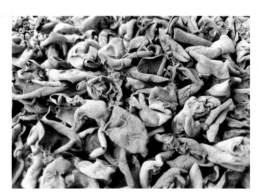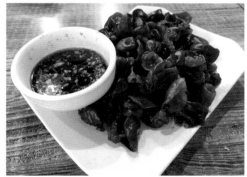

　　木耳味道鲜美，被现代营养学家称为"素中之荤"。多食木耳可提高身体免疫力，抗癌防癌，防血栓与动脉粥样硬化，还可预防缺铁性贫血，特别适合缺铁人群食用。

黄花菜

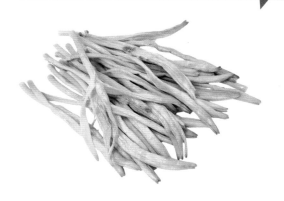 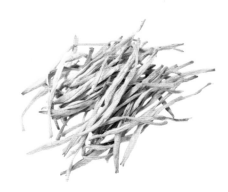

　　黄花菜，学名萱草，又名金针菜、安神菜、忘忧草等，属百合科萱草属，是我国特有的植物之一，在我国有超过 2000 年的栽培历史，以湖南地区产量最大。黄花菜含有大量的营养物质，其中，蛋白质、糖类、钙和维生素 B_1 含量在众多蔬菜中名列前茅。其营养价值高于一般蔬菜，与冬笋、香菇、木耳并称为"四大素山珍"。

挑选方法

　　新鲜的黄花菜呈金黄色或棕黄色，色泽较均匀，外形细长，粗细均匀，手感柔软而富有弹性。

保存方法

　　黄花菜开花正值 6—8 月高温季节，采摘后在常温下 2 天即开花，第 4 天就开始腐烂。保护地常通过低温贮藏、气调贮藏、腌制、干制、速冻方法就地加工，延长其保质期。在家中，新鲜的黄花菜可焯水后过凉水、沥干，用保鲜袋包好后放入冷冻室长期保存。

黄花菜的营养成分（以 100 g 干品为例）

蛋白质	14.1 g
碳水化合物	60.1 g
脂肪	0.4 g
胡萝卜素	3.44 mg
维生素 B_2	0.14 mg
维生素 B_1	0.3 mg
烟酸	4.1 mg
钙	463 mg
磷	173 mg
铁	16.5 mg

　　黄花菜适宜凉拌（因其含有秋水仙碱，鲜食可导致中毒，需注意应先焯熟或蒸熟后清水浸泡2小时）、炒、氽汤或做配料；但其不适宜单独炒食，应配以其他食材；另外，干制黄花菜食用时用冷水发制更佳，食用前多次浸泡，可去除干制过程中的有害残留物，如二氧化硫等。

　　传说古时候盛产黄花菜的湖南省祁东县地区，每逢佳节喝酒庆祝后，常来一道清炖黄花菜作为醒酒佳品，也是宴席的最后一道菜品，等到黄花菜都凉了可见来得太迟，于是人们常用"等到黄花菜都凉了"对迟到的人或事进行委婉调侃。

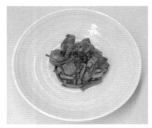
黄花菜烧鸡

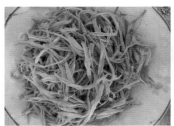
黄花菜丝

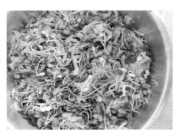
十香菜

　　黄花菜的营养价值兼药用功效丰富，特别适宜孕妇、中老年人、过度劳累者及脑力劳动者食用，但食用时要注意烹饪方法，杜绝生食，更不要多食，肠胃疾病患者更要慎食。

荔浦芋

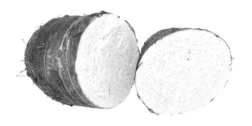
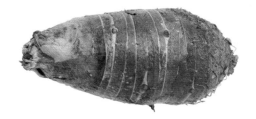

荔浦芋属天南星科，又叫魁芋，原为野生芋，是经过长期的自然选择和人工选育而形成的一个优良品种，在荔浦县（今广西壮族自治区荔浦市）进行人工栽培已有 400 年的历史，自古以来就是贡品。此外，荔浦芋也是 2008 年北京奥运会指定专用食材之一。荔浦芋营养丰富，含有蛋白质、淀粉、维生素、钙和无机盐等，其中膳食纤维与钾的含量较高。荔浦芋是制作饮食点心、佳肴的上乘原料。

芋头的营养价值（以 100 g 为例）	
蛋白质	2.2 g
碳水化合物	18.1 g
脂肪	0.2 g
维生素 A	27 μg
磷	55 mg
钾	378 mg

挑选方法

荔浦芋肉质细腻，有特殊的风味。购买时宜选择较结实且没有斑点的。外形匀称、拿起来重量轻，就表示水分少，切开来肉质细白的，就表示质地松，这是上品。注意表面不要有坏点，否则切开一定有腐败处。此外，也可以观察芋头的切口，切口汁液如果呈现粉质，则肉质香脆可口，如果呈现液态状，肉质就没有那么蓬松。

保存方法

荔浦芋最适宜的贮藏温度是 10 ～ 15℃，温度过高或过低都会加速腐烂。未削皮的芋头可放在纸箱中于阴凉通风处保存，并尽快食用，也可将其切片蒸熟冷藏或切丁炸制后置于冰箱中冷冻保存。

烹饪建议

荔浦芋清香软糯，入口嫩滑，尤适合蒸制或煮制，这样可让其风味与口感特点得到最大发挥。荔浦芋的香甜口感还让它十分适合做甜品，许多甜品店中的芋圆就是用其制成的。

荔浦芋扣肉是一道广西名菜，选用肉质结实、肥瘦相间的五花肉和质地粉软的荔浦芋的母芋做主料。在五花肉皮上刺孔，搓盐及蜜糖后下油锅炸至金黄色；荔浦芋去皮切成芋块，油炸至金黄色时捞起；将五花肉切成片状，加调料腌30分钟；取炸好的芋块夹到腌好的肉块中，在上面撒调料，入蒸笼蒸约1.5小时后取出，即可食用。该菜品色金黄，芋香浓烈，肥而不腻，荔浦芋和五花肉口味与营养相得益彰。

如果家常蒸食，可把芋头去皮，切成较小的滚刀块，将油、水、盐和酱油与芋头块拌匀，装入盘中，大火蒸25分钟（水烧开后再放入芋头）出锅时撒点葱花或青菜碎点缀。

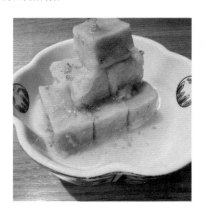
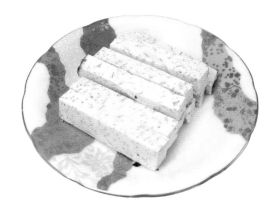

荔浦芋营养味美，适宜所有人。在癌症手术康复过程中也常用荔浦芋做膳食。但需注意的是，痰多者、过敏体质人群应少食，糖尿病患者与肠胃虚弱者也应控制食用量。另外，处理芋头时应戴手套，避免因接触黏蛋白而发生过敏。

藕

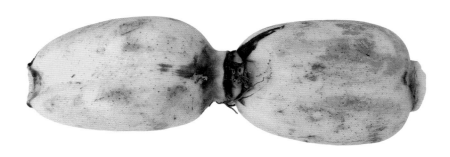

藕，又称莲藕，是莲类植物的根茎，在我国大部分省份均有种植，主要分布在山东、湖南、湖北、浙江、广东等地。藕含有丰富的碳水化合物、蛋白质、维生素、矿物质和鞣质，还含有多种活性成分，如膳食纤维、黄酮、挥发油、生物碱、多糖等。

挑选方法

选择藕时，要选择切口处水嫩新鲜、表面有光泽、无伤痕、无褐变现象的，如果藕孔中带红或者出现茶色黏液，则表示已不新鲜。

保存方法

短期保存时，用保鲜膜包好，放在冰箱里或阴凉处；长期保存时，可以洗去鲜藕上附着的泥土，竖直（根朝下）放入水缸或水桶内，用清水淹没，隔几天换一次水。

藕的营养成分（以 100 g 为例）

蛋白质	1.85 g
碳水化合物	15.2 g
脂肪	0.2 g
膳食纤维	1.2 g
胡萝卜素	0.02 mg
维生素 B$_1$	0.09 mg
维生素 B$_2$	0.03 mg
维生素 E	0.73 mg
维生素 C	44 mg
钾	243 mg
钙	39 mg
铁	1.4 mg
磷	58 mg

藕既能生食，亦可烹食。家常菜中的凉拌藕片、藕片炒肉、莲藕炖肉都十分健康味美。

桂花糯米藕是江南地区的特色传统名点之一。将莲藕洗净，切去一端藕节，把浸泡好的糯米灌入藕孔中，上锅蒸熟后切片，淋上蜂蜜与糖桂花即可。

藕粉也是一种食用方便、易于消化的营养品，藕粉汤、红枣百合藕粉粥都是值得一试的营养美味。

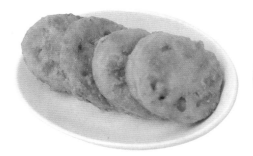

藕夹

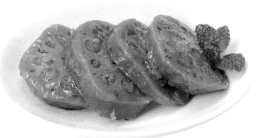

桂花糯米藕

藕富含维生素与矿物质，有增强免疫力的功效，尤适宜体弱多病者食用；藕所含的膳食纤维可促进肠胃蠕动，有助于瘦身，维生素有助于抗氧化与养颜，微量元素有助于调理气血，所以，藕是女性的美容佳品，"吃藕丑"仅仅是大众的玩笑话罢了。

荠菜

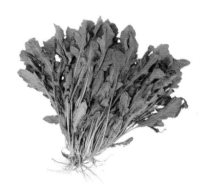

荠菜，又称"菱角菜""地丁菜"等，是一种营养价值极高的野菜。荠菜含人体所需的多种氨基酸，其蛋白质含量在蔬菜中也位居前列。荠菜含有丰富的维生素C，有助于增强免疫力，还能降血压、健胃消食；含有的荠菜酸是有效的止血成分，可以帮助凝血止血。荠菜主要有板叶荠菜与散叶荠菜两种，河北省为其主要产地。

挑选方法

散叶荠菜为尖叶种，叶色淡，叶片小而薄，味浓；板叶荠菜为圆叶种，叶色浓，叶片大而厚，味淡。11月至次年2月为荠菜的最佳采摘期。市场选购不带花的荠菜更鲜嫩，且以单棵生长的为好，轧棵的质量差，红叶的香味更浓、风味更好。

保存方法

荠菜适宜的贮藏温度是0～4℃，此温度下荠菜的呼吸作用明显减弱，不易腐烂。新鲜的荠菜可以用旧报纸包裹置于保鲜袋

荠菜的营养成分（以 100 g 为例）

蛋白质	5.3 g
碳水化合物	6 g
脂肪	0.4 g
粗纤维	1.12 g
胡萝卜素	3.2 g
维生素 C	55 mg
维生素 B$_1$	0.14 mg
维生素 B$_2$	0.19 mg
烟酸	0.7 mg
钙	420 mg
磷	73 mg
铁	6.3 mg

中，袋上扎小孔，置于室内阴凉处或冰箱保鲜层，可存放一周左右。也可以将荠菜去掉黄叶老根，洗干净后，用开水焯一下，待颜色变得碧绿后捞出，沥干水分，按每顿的食量分成小包放入冷冻室，随吃随取，这样可存放一年左右。

烹饪建议

荠菜不宜久烧久煮，时间过长颜色会变黄，且营养成分会被破坏。荠菜富含的氨基酸赋予它特殊的鲜美味道，所以，烹饪时尽量不使用葱、姜、蒜进行调味。

家常食用时，将荠菜去根洗净，焯后冷水过凉，可拌、腌、炒、煮、炖，也可烧汤、做馅，或做荠菜粥、荠菜丸子等。

荠菜豆腐汤的做法十分简单，将嫩豆腐切丁，胡萝卜焯熟后切丁，荠菜切碎备用，然后将豆腐丁、胡萝卜丁在锅中烧沸，加入荠菜碎，最后用水淀粉勾芡，加入盐与麻油调味即可。

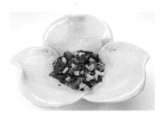
凉拌荠菜

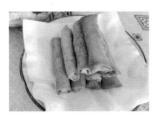
荠菜春卷

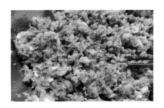
荠菜馅

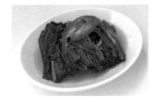
清炒荠菜

荠菜是一种药食皆可的"高能"野菜，营养组成十分丰富，民间有"三月三，荠菜赛灵丹"的说法。荠菜可以辅助治疗高血压、夜盲症、贫血、痢疾、白内障等多种疾病，尤其荠菜根的药用价值很高。但由于荠菜有通便功能，便溏者与体质虚寒者应少食或不食。此外，肾炎与肾结石患者也不宜食用荠菜。

丝瓜

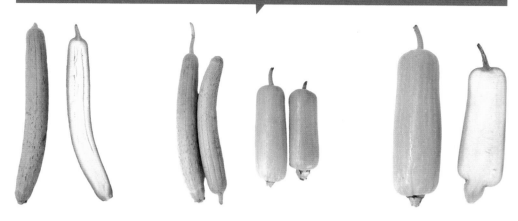

　　丝瓜，又名菜瓜、胜瓜，属葫芦科丝瓜属的一年生草本植物，在我国各地均有栽培，以广东地区产量最大，为夏秋季节的主要蔬菜之一。丝瓜中含有人体所需的多种营养成分，其钙、磷、铁及蛋白质等含量在所有瓜类蔬菜中最高。丝瓜中含有的维生素 B 族可防止皮肤老化，含有的维生素 C 可以美白肌肤，提高抗氧化能力，所以丝瓜汁有"美人水"之称，丝瓜提取物也常用于生产化妆品。中医认为，丝瓜味甘，具有清热凉血、顺气健脾、化瘀解毒、祛风化痰和润肌美容等功效，是一种具有良好保健功效的食材。

挑选方法

　　食用的丝瓜主要分为普通丝瓜和有棱丝瓜。无论哪种丝瓜，都应选择头尾粗细均匀的，用手捏感觉质地较密实的。挑选有棱丝瓜时，还要注意其褶皱间隔是否均匀，越均匀的味道越甜。

丝瓜的营养成分（以 100 g 为例）

蛋白质	1 g
脂肪	0.2 g
碳水化合物	4.3 g
膳食纤维	0.6 g
维生素 A	0.02 mg
维生素 B_1	0.04 mg
维生素 B_2	0.06 mg
维生素 B_6	0.05 mg
维生素 C	8 mg
烟酸	0.4 mg
胡萝卜素	0.09 mg
钾	60 mg
钙	10 mg
磷	26 mg

丝瓜不宜久藏，长期常温储藏易使其失水，短期储藏可将丝瓜放置于保鲜袋内，再放入冷水中，或在保鲜袋上扎孔置于通风处；切开的丝瓜可用保鲜膜封住切口置于冰箱中，但丝瓜对低温敏感，过低的温度会使其品质下降，所以不宜久置，应尽快食用。

烹饪建议

因为丝瓜切开后极易褐变，影响色泽和品质，所以可将丝瓜削皮后浸泡在盐水中，烹制时取出，现切现做；或在丝瓜切好后，迅速用开水焯一下。

丝瓜不宜生食，可烹食或做汤。烹制时应注意尽量保持清淡，油要少用，不宜加豆瓣酱、酱油等口味重的调味料，否则会遮盖丝瓜的鲜味，可用胡椒粉提味，以突出丝瓜香嫩爽口的特点。丝瓜的家常做法有很多，例如，丝瓜炒虾仁、丝瓜炖豆腐、丝瓜炒鸡蛋、蒜蓉粉丝蒸丝瓜等，都是十分美味的菜品。

淮扬菜中有一道丝瓜烩茶馓很有名。茶馓就是一种用麻油煎炸的面点，口感香脆。将丝瓜炒熟后加热水煮制，调味，快出锅前将茶馓加入锅中，焖 20 秒即可出锅。

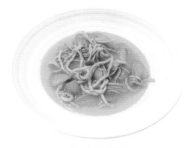

丝瓜烩茶馓

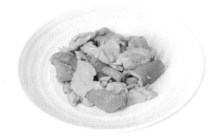

丝瓜炒鸡蛋

丝瓜是蔬菜中的保健与美容佳品，且丝瓜在活血通络、清热解毒方面能发挥一定作用。丝瓜络就是用老丝瓜经过炮制而成的中药，具有祛风、通络、活血、下乳的功效。月经不调、身体疲乏、痰喘咳嗽、产后乳汁不通的女性宜食用丝瓜。但丝瓜性寒滑利，多吃容易导致腹泻，所以虚寒、腹泻者应少食丝瓜。

茼蒿

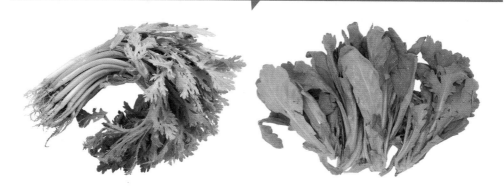

茼蒿，为菊科茼蒿属，又称蓬蒿、艾菜、蒿子杆，在古代是宫廷独有的佳肴，所以又称皇帝菜。茼蒿的茎、叶可以同食，鲜香脆嫩，营养十分丰富。茼蒿含丰富的维生素与胡萝卜素，可养心安神、润肺补肝；含多种氨基酸、蛋白质及矿物盐，可通利小便、消除水肿；含膳食纤维，利于肠胃蠕动，促进排便；含特殊香味的挥发油及胆碱等物质，可降血压、补脑、消食开胃。其主要产区为河北与山东。

挑选方法

市面上有两种茼蒿——大叶茼蒿与小叶茼蒿。大叶茼蒿叶片宽大，叶边缺口少而浅，叶肉厚，纤维少，口感软糯，香味较淡；小叶茼蒿叶片小，缺口多而深，叶肉薄，香味浓。茼蒿以深绿色、水嫩者为佳，如果有叶片发黄、叶尖枯萎，或者茎秆切口呈褐色，就说明存放时间较久了。茎短且硬的较新鲜，茎又长又粗且中空的大多生长过度，而茎软的可能因存放时间较久而缺失水分了。另外，春季的茼蒿易抽薹，尽量不要选择抽薹或者有花蕾的茼蒿。

茼蒿的营养成分（以 100 g 为例）

蛋白质	1.9 g
碳水化合物	3.9 g
脂肪	0.3 g
膳食纤维	1.2 g
胡萝卜素	1.51 g
维生素 A	0.252 mg
维生素 C	18 mg
维生素 E	0.92 mg
维生素 B$_2$	0.9 mg
维生素 B$_1$	0.4 mg
烟酸	0.6 mg

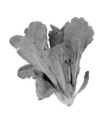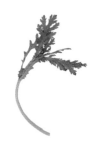

保存方法

　　茼蒿购买后先摘除腐烂的叶片，用水清洗干净，用纸包裹起来，或置于保鲜袋中并在表面扎小孔，然后竖直放在冰箱中，需在短期内吃完。若想长期保存，可先用水焯，再分成几份装袋冷冻，食用前解冻即可。

大叶茼蒿（左）和小叶茼蒿（右）对比

烹饪建议

　　茼蒿中的芳香油遇热容易挥发，所以烹调时应以旺火快炒。茼蒿与肉、蛋等荤菜共炒可提高其维生素 A 的利用率。茼蒿氽汤或凉拌，适合肠胃功能不好的人食用。家常菜品有蒜蓉茼蒿、凉拌茼蒿、茼蒿肉丸汤等，味道都非常鲜美。茼蒿还有促进蛋白质代谢的作用，有助于脂肪的分解，在火锅中加入一些茼蒿，可促进鱼类或肉类蛋白质的代谢作用，促进食物营养的吸收，是火锅的必备食材。

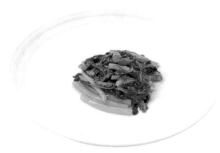

清炒小叶茼蒿

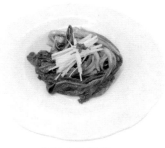

清炒大叶茼蒿

　　茼蒿气味甘香，营养均衡，富含维生素、氨基酸、蛋白质、矿物质等，有通便利水、消食开胃、降压补脑、清血养心、润肺化痰等作用。茼蒿可促进蛋白质的吸收，这使其成为肉类和鱼类菜品的不二搭档。

香椿

香椿，又名香椿芽、香椿头等，是为数不多的木本蔬菜之一。香椿于春季上市，是一种时令名品，原产于中国，在 2000 多年前就有记载，在华北以南地区皆有种植。香椿不但含有人体所需的多种营养成分，而且还含有多酚类物质、黄酮、萜类和挥发油，可抗炎、抗

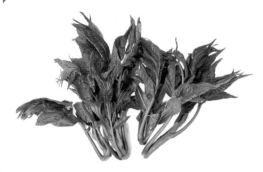

肿瘤、调节血糖；它所含的皂苷、生物碱及不饱和脂肪酸等活性成分，使其具有抑菌、抗病毒的作用，具有较好的保健功能。香椿味苦、性温、无毒，具有清热利湿、利尿解毒之功效，经常食用香椿有助于增强机体免疫功能，抗衰老，润泽肌肤，养颜美容，还可预防肿瘤，防治高血压，降低血糖。

挑选方法

香椿一般在 4 月初上市，这时的香椿是最嫩的，且营养价值最高。新鲜的香椿香味浓郁，无杂味或臭味，呈红色。挑选香椿时要选择短梗的，因为长梗的香椿采收时间过晚，梗比较硬，水分流失，口感大打折扣。另外看粗细，特别是梗，梗粗代表它是新长出来的嫩芽，很新鲜，梗细的则较老。新鲜的香椿叶子不容易被拉扯掉，香椿的叶子如果轻轻一碰就掉了，那说明已经放了很长时间。

香椿的营养成分（以 100 g 为例）

蛋白质	9.8 g
碳水化合物	7.2 g
脂肪	0.8 g
粗纤维	2.78 g
胡萝卜素	0.93 g
维生素 C	56 mg
维生素 B_1	0.21 mg
维生素 B_2	0.13 mg
钾	548 mg
钙	110 mg

保存方法

香椿贮藏的适宜温度为 0℃，相对湿度为 80%～ 85%，温度过高、过低，湿度过

大、过小，都不利于香椿的贮藏保鲜。将其根部插入水中浸泡 24 小时，放入纸箱，置于阴凉通风处并注意保湿或者置于冰箱冷藏，一般可贮藏 5 ～ 7 天。还可以将香椿洗干净后用开水焯一下，沥干水分，按每顿的食量分成小包，放入冷冻室长期保存，随吃随取，这样可存放 1 年左右。

烹饪建议

　　香椿本身含有硝酸盐，经过采摘、运输、室温保存后，硝酸盐就会转化成亚硝酸盐，而且存放时间越长，亚硝酸盐含量越高。香椿用开水焯 1 分钟，不但可以去除 60% 以上的亚硝酸盐，还能有效地保存维生素 C 的含量，并且使味道更浓郁。焯烫后的香椿要过凉水防止变黑，要注意焯烫时间不要过长，否则香味和营养物质容易流失。

　　香椿炒鸡蛋、香椿芽饼、炸香椿都是美味的家常菜。吃不完的香椿可以漂烫后腌制，腌制 2 ～ 3 周后即可食用，此时的亚硝酸盐含量较低。

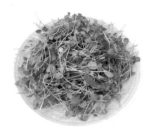
凉拌香椿苗

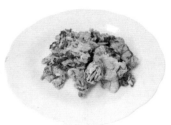
香椿炒鸡蛋

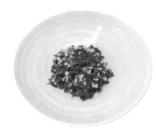
香椿拌香干

　　香椿在每年的 3 月到 4 月最为鲜美，只有不到 1 个月的时间，所以格外珍贵，而且它营养丰富，可以说是"宝藏春菜"了。香椿含有丰富的维生素和矿物质，孕妇食用有助于增强机体免疫功能，并有很好的润滑肌肤的作用，是保健美容的佳品。但需注意的是，有慢性疾病者或过敏体质者要谨慎食用，糖尿病患者食用可能会对降糖治疗产生不良影响，应避免食用。

小茴香

茴香主要分为大茴香、小茴香和球茎茴香三种，大茴香的种子常用作调味料，可以去腥提鲜，我们日常食用的茴香菜是小茴香。小茴香，别名香丝菜，属伞形科，茴香属。小茴香富含维生素 C、钙、膳食纤维等多种营养物质，茴香的挥发油使其有特殊的香辛味，有散寒止痛、理气和中的功效，能加快消化液的分泌，刺激味蕾，还可以促进肠胃的蠕动，增加胃动力，提高肠胃消化能力，但不能接受其味道的人会觉得十分刺激。小茴香茎叶味甘辛，性温，能祛风、顺气、止痛，治痧气、疝气、痛肿。在我国北方各省均有种植，主要分布在北京与天津。

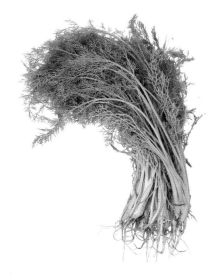

挑选方法

挑选小茴香时，选购没有枯黄叶子、颜色浓绿的；根茎粗大且韧性小的会更嫩，口感更佳；扎捆的茴香内部容易腐坏，挑选时要多注意。

保存方法

小茴香的保存方法与大多数绿叶蔬菜一样，温度过高会让其腐坏，所以，新鲜的小茴香可以用旧报纸包裹置于保鲜袋中，袋上扎小孔，置于室内阴凉处或冰箱保鲜层，可存放 1 周左右。也可将小茴香洗干净后，用开水焯一下，待颜色变得碧绿后

小茴香的营养价值 （以 100 g 为例）	
蛋白质	2.5 g
碳水化合物	4.2 g
脂肪	0.4 g
膳食纤维	1.6 g
胡萝卜素	2.4 mg
维生素 A	0.4 mg
维生素 C	28 mg
钙	150 mg
磷	34 mg
铁	1.2 mg

捞出，沥干水分，按每顿的食量分成小包放入冷冻室，随吃随取，可存放 1 年左右。

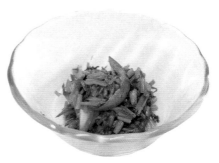

凉拌小茴香

烹饪建议

小茴香芳香味浓烈，是北方人常念及的家乡味道。说起小茴香，北方人能想到茴香饺子、茴香包子、茴香馅饼、茴香小油条等多种美食。小茴香口感较干，而且小茴香它做馅料好吃的诀窍就是要多肉多油，所以十分适合与肉搭配。

将小茴香洗干净切碎后拌上少许油备用，在肥瘦相间的猪肉馅中加入淀粉与生鸡蛋拌匀，然后加入盐、糖、老抽、生抽、蚝油等，顺时针搅拌，最后加入小茴香搅拌均匀，味美的茴香肉馅就做好了。用它做出的面食口感丰富，食之满嘴留香。

小茴香不仅香味浓郁，而且营养价值很高，它能促进消化，健胃消食，由于它热量低，特别适合减肥人群食用，另外，用开水冲泡小茴香叶饮用还能缓解痛经。

银耳

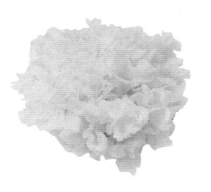 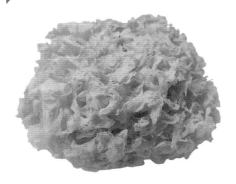

　　银耳是银耳属真菌的子实体，又称雪耳，有"菌种之冠"的美称，以四川通江银耳与福建古田银耳最为著名。银耳含有丰富的糖类、蛋白质、脂肪、维生素、矿物质，以及多种人体必需氨基酸，被历代皇家贵族看作"延年益寿之品""长生不老良药"。银耳中的银耳多糖能提高肝脏的解毒能力、增强机体抗肿瘤的免疫能力，还能增强肿瘤患者对放疗、化疗的耐受力，对肺热咳嗽、肺燥干咳、月经不调、胃炎、大便秘结等病症的患者有益。

挑选方法

　　银耳呈菊花状，瓣大而松、质地轻者为上品，朵形小或未长成菊花形的为下品；色泽较白，有鲜亮的光泽者为上品，色泽发黄或色泽不匀、有黑点、不透明者为下品；个大如碗、朵片肉质肥厚、胶质多、蒂小、水分适中者为上品，朵片肉质单薄、无弹性、蒂大者为下品；无碎片、无杂质者为上品，而易破碎、碎片多、杂质多者为下品。

银耳的营养成分
（以 100 g 干品为例）

蛋白质	12.1 g
碳水化合物	65.6 g
脂肪	1.5 g
膳食纤维	29.9 g
胡萝卜素	0.1 mg
维生素 A	0.02 mg
维生素 E	11.34 mg
核黄素	0.44 mg
烟酸	5.3 mg
钾	757 mg
镁	152 mg
磷	292 mg
铁	97.4 mg

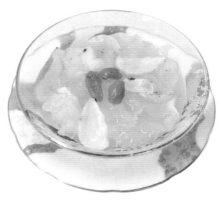

保存方法

鲜银耳最适宜的贮藏温度为 1℃左右，但由于其含水率很高（75%～80%），贮存过程中极易褐变，使颜色、营养和风味劣变，严重影响产品的品质。因为食用变质腐坏的鲜银耳而中毒的事情时有发生，所以更建议购买银耳干品，并存放于阴凉干燥处。

干银耳泡发后应沥干水分，用保鲜膜包裹后放入冰箱冷藏，48 小时内食用，若银耳变质发黏则不可食用。

烹饪建议

干银耳食用前宜用冷水泡发，可与大枣、燕窝、莲子等其他食材一起熬制成汤。

冰糖银耳莲子羹是备受人们喜爱的甜品。以银耳、莲子为主料，冰糖调味，加水熬制成汤即可，也可加枸杞点缀。该甜品具有清肺去火、清热解暑、明目滋润等作用。其做法简单，营养丰富，清甜可口。

银耳具有很高的营养价值和药用价值，能够增强免疫力、预防肿瘤、延缓衰老，这使银耳作为一种营养保健食品备受人们的喜爱。鲜银耳与干银耳的营养成分差别不大，但由于鲜银耳难保存、易腐坏，所以将优质的干银耳泡发食用是更好的选择。

章丘大葱

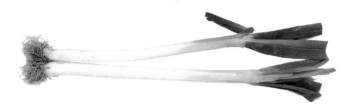

大葱又称菜伯、和事草等，是家家常备的调味蔬菜，主要产地为山东省济南市章丘区，而优雅走上国宴餐桌的正是章丘大葱。早在 1552 年，章丘大葱就被明世宗御封为"葱中之王"，其突出特征为高、长、脆、甜，主要品种为"大梧桐"，植株高大，葱白很长、很直，一般 50～60 cm，最长可达 80 cm。章丘大葱含有较多的蛋白质、多种维生素、氨基酸和矿物质，特别是含有维生素 A、维生素 C 和具有强大杀菌能力的蒜素，且富含微量元素硒，因而又被称为"富硒大葱"。

挑选方法

新鲜的大葱，葱白颜色为亮白色，葱叶颜色翠绿且叶片饱满无萎蔫，无虫眼、无病斑，葱根微微湿润，硬度比较高，水分充足，而不新鲜的大葱会出现空心和失水情况。

保存方法

大葱耐寒畏热，喜干燥，贮藏最适宜的温度为 -4℃，相对湿度为 70%～80%。将买来的大葱清洗掉泥土，去除根须与干燥萎蔫的葱叶，装入塑料袋中，在袋上扎孔，使其通风又不致干燥，用旧报纸包裹，置于阴凉干燥处。

章丘大葱的营养成分（以 100 g "大梧桐"产品为例）

蛋白质	2.4 g
碳水化合物	9.8 g
总糖	8.6 g
脂肪	0.3 g
钙	4.6 mg
磷	39 mg
铁	0.1 mg
氨基酸	0.0298 mg
维生素 A	0.05 mg
维生素 C	20.2 mg

　　章丘大葱质地脆嫩、味美可口，辛辣味较淡，带有甜味，最宜生食，亦可熟食。很多家常菜中，例如，葱爆羊肉、葱烧海参、大葱炒鸡蛋等，大葱都充当了重要角色。

　　山东有种十分地道的吃法，就是煎饼卷大葱。将大葱洗净，蘸甜面酱，放入玉米面糊烙好的煎饼中，再卷入刚炒好的土鸡蛋，趁热吃别有一番风味。

　　章丘大葱还作为北京烤鸭的配菜被端上国宴餐桌。2014 年，亚太经济合作组织（APEC）第 22 次领导人非正式会议在北京怀柔雁栖湖举行。作为中华传统美食的北京烤鸭在 APEC 会议水立方欢迎晚宴上亮相，宴会主桌 21 个国家和地区领导人享用的全聚德烤鸭专配葱丝即来自章丘大葱。

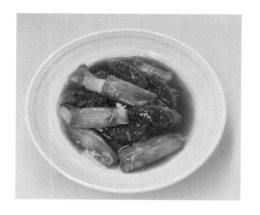
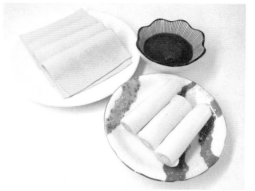

　　章丘大葱营养含量丰富，大葱富含的芥子油苷类化合物在抗菌、抗病毒、降血脂、降血压、降血糖、防癌抗癌方面都有一定功效。需注意的是，患有胃肠道疾病，特别是溃疡病的人不宜多食。

竹笋

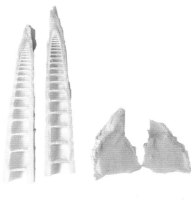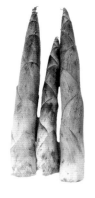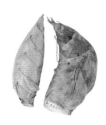

　　竹笋，是禾本科竹亚科木本植物竹的嫩茎，尤其被中国人和日本人所喜爱，被誉为"菜中珍品"。竹笋在我国分布极广，以广西产量最大。竹笋中的脂肪、淀粉含量很少，富含膳食纤维、蛋白质、胡萝卜素等多种营养成分，同时也含有铁、磷、镁等无机盐及多种氨基酸。竹笋可助消化、消食积、防便秘，促进肠道蠕动，加快新陈代谢，降低血脂。竹笋不仅营养丰富，还极具药用价值。

竹笋的营养成分
（以 100 g 为例）

蛋白质	2.6 g
碳水化合物	3.6 g
脂肪	0.2 g
膳食纤维	1.8 g
维生素 B$_2$	0.08 mg
维生素 C	5 mg
维生素 E	0.05 mg
烟酸	0.6 mg
磷	64 mg
钾	389 mg

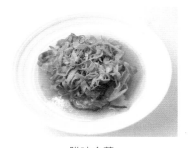

腊味合蒸

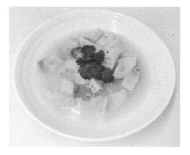

腌笃鲜

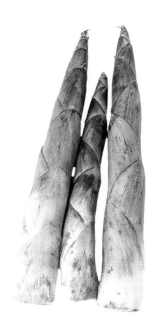

挑选方法

挑选新鲜的竹笋首先要看节，节与节之间距离越近，笋越嫩。其次要看壳，外壳色泽鲜黄或淡黄略带粉红、笋壳完整且饱满光洁的质量较好。最后要看根部的"痣"，新鲜的竹笋根部的"痣"较红。

保存方法

竹笋的呼吸作用会随着剥皮切分等处理而增强，使其品质发生变化，水分散失，组织木质化。若要存放，可将处理好的新鲜竹笋置于保鲜袋中，放在冰箱中冷藏，尽快食用，也可将鲜竹笋微波烹制或蒸制后晾干表面水分置于低温干燥处。

烹饪建议

竹笋各个部位鲜嫩程度不同，可采用不同的烹饪方法。①底部的笋肉偏白且笋节较稀疏部分属于根部，相对比较老，适合煮、蒸、煨，以及同猪肉、鸡肉等一起煲汤，如冬笋排骨汤，冬笋可吸收肉汤的精华，味道肥美。②中间部分笋节紧密，颜色偏嫩黄、质脆，适合切片或切丝，用来炒肉丝、腊肉或作为菜肴的配料。③头部的笋尖最为鲜嫩可口，可以用来炒鸡蛋，也可作为肉丸、馅心的配料。

竹笋蛋白质、维生素与膳食纤维含量高，脂肪与淀粉含量少，是低热量的健康食材，可促进肠胃蠕动，预防高血脂，非常适合肥胖和习惯性便秘的人群。但患有胃溃疡、胃出血、肾炎、肝硬化、肠炎、骨质疏松症等疾病的人不宜多吃。

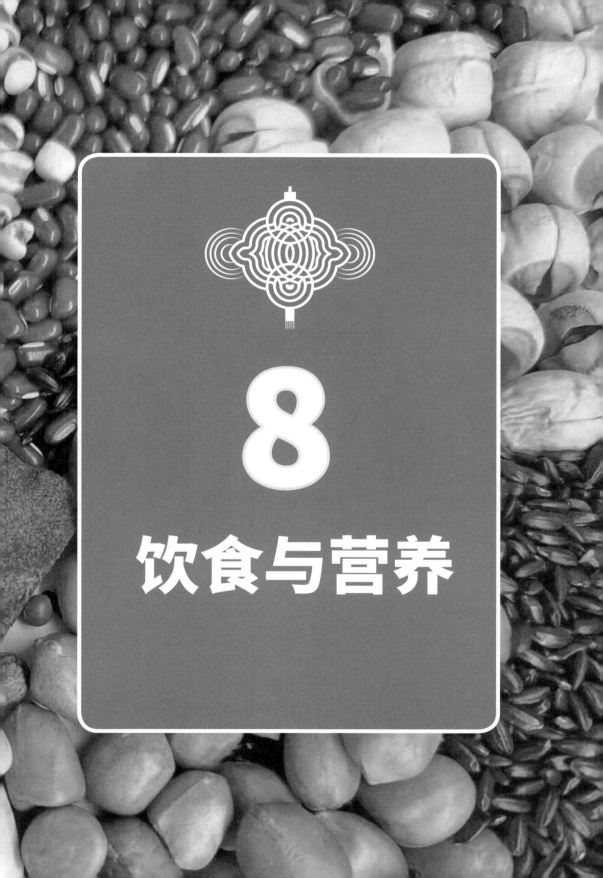

8

饮食与营养

了解肥胖

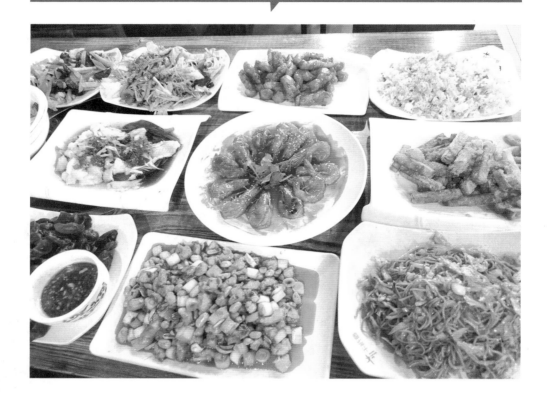

　　肥胖是体内脂肪，尤其是甘油三酯积聚过多导致的一种状态。引起单纯性肥胖的因素较多，膳食是肥胖的直接因素。

宏量营养素

　　食物中的能量来源主要是宏量营养素。其中，脂肪（尤其是动物脂肪）摄入增加是导致肥胖的重要原因，这主要是由于脂肪能够提高食物的能量密度，容易导致能量摄入过多。

　　近年来的研究发现，低碳水化合物膳食短期内可以降低体重，但膳食结构中蛋白质和脂肪的占比相对较高，会有一定的副作用。长期坚持单一高碳水化合物饮食可以控制体重，但因为是高糖膳食，对血脂循环也有一定的影响。

在控制总能量的情况下，高蛋白饮食能够增加饱腹感，降低热量摄入，对肥胖者有减轻体重的作用。

微量营养素

研究发现，肥胖人群中普遍存在多种维生素与微量元素缺乏的现象，但这与肥胖的因果关系还不明确。

因此，应合理饮食，保证机体各种营养素需要，维持机体能量摄入与消耗之间的负平衡状态，预防肥胖发生。

警惕高血脂

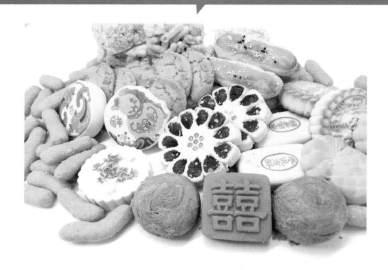

　　高血脂是指血浆内的胆固醇浓度大于 5.17 mmol/L 或者血浆甘油三酯的浓度大于 2.3 mmol/L。血液中的胆固醇大部分是人体自身合成的，而甘油三酯大部分是从饮食中获得的，也有人体自身合成的，以下不良的饮食习惯可以引起血脂升高。

过度食用动物性脂肪或富含胆固醇的食物

　　动物油、肥肉或者过食富含胆固醇的食物，如猪脑、猪肝、鱼子、蟹黄、皮蛋、奶油等都可引起血脂异常。研究证明，正常的胆固醇并不会引起动脉粥样硬化，酸败的胆固醇才是引起动脉粥样硬化的元凶。因此，动物油不宜贮存过久，若已颜色发黄、灰暗、有霉斑或有酸败味，则不可食用。

过度食用添加糖、含糖饮料

　　日常食用的添加糖，主要为白糖、红糖、麦芽糖、蜂蜜、晶体葡萄糖等。研究显示，过多糖 / 含糖饮料的摄入（尤其是果糖）会增加血脂异常的风险。

　　多吃少餐、晚餐过迟、烟酒成瘾等不良习惯，也与血脂异常有密切关系。为了延长心血管寿命，应摒弃不良饮食习惯。

吃出来的高血脂

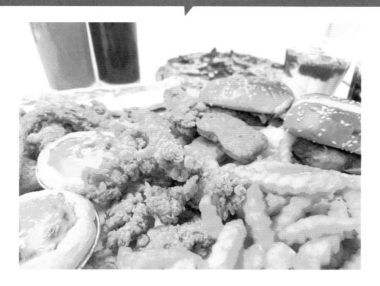

人们常说把"吃出来的病吃回去"。由于高血脂的发病与饮食习惯有着紧密的联系，因此，要想控制高血脂，就要调整日常生活中的饮食习惯。

摄入足量的蛋白质

蛋白质主要来源于大豆、豆制品、鱼虾类、鸡蛋、乳制品、脱脂乳类等食物，其中，每天摄入植物蛋白应超过总摄入量的 50%。

控制摄入碳水化合物

多吃豆类、燕麦、小米等，这些粗粮具有降低血脂的作用，且每次用餐时吃七八分饱即可。

多食富含膳食纤维的新鲜蔬菜、水果

油菜、韭菜、芹菜等富含的膳食纤维能够吸附胆固醇，从而避免胆固醇被人体吸收。

减少对中性脂肪和胆固醇的摄入

少食用肥鹅、肥鸭、肥牛、肥羊、黄油、肥肉，合理范围内食用腊肠和动物的皮、内脏、脑等富含中性脂肪和胆固醇的食物。另外，吃鸡蛋时虽不必弃去蛋黄，但也要适量食用，每日 1 个鸡蛋为宜。

多食对血脂友好的食物

多食用对血脂友好的食物，如魔芋、山楂、大蒜、洋葱、海带、茄子、黄瓜、木耳、水芹、大豆、豆制品、平菇、香菇、草菇、蘑菇等。

"血脂不降百病生"，防治高血脂，从健康饮食习惯做起！

世界性的健康问题——高血压

高血压的分类与诊断

高血压是一种心血管疾病，分为原发性（以血压升高为特征，原因不明的独立疾病）和继发性（血压升高是某些疾病的表现）。2017 年，美国心脏学会（AHA）科学年会上发布的高血压指南指出，（130 ～ 139）/（80 ～ 89）mmHg 为 1 级高血压，≥ 140/90 mmHg 为 2 级高血压。

高血压——世界性的公共卫生问题

随着经济发展与大众生活水平的提高，高血压的患病率在全球呈上升趋势。1975 年，全球高血压患者人数达 5.9 亿（患病率约为 14.5%）；到 2015 年，已经增长到 11.3 亿（患病率约为 15.3%）；预计到 2025 年，全球高血压的患病人数将增加到 15.6 亿。

不合理膳食是高血压元凶之一

高血压是遗传与环境因素等相互作用而产生的全身性慢性疾病。环境因素中，主要的危险因素有：①肥胖（尤其是中心性肥胖）；②高盐（钠）膳食；③脂类（增加食物中脂肪的占比可导致血压升高）；④酒精；⑤钾（低钾饮食是血压升高的因素之一）。

因此，人们应该规避危险因素，改善膳食结构，合理饮食。

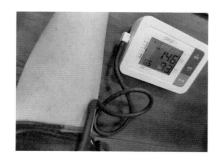

如何防治高血压

如何通过合理的膳食来降低患高血压的风险呢？我们需要做到以下几点。

限制钠盐

2022 年新修订的《中国居民膳食指南》指出，每人每日食盐摄入量不超过 5 g。因此，应清淡饮食，尽可能减少烹调用盐及味精等含钠调味品。

控制体重

建议每天进行适当的体力活动或体育锻炼，每次 30 分钟以上，每周进行 1 次以上的有氧锻炼，将体重控制在正常范围内。

补充足够的钙、钾、镁盐

钙、钾有利于降低血压，镁能使外周血管扩张，具有保护心脏的功能。含钙量高的食物有牛奶、鱼类，含钾量高的食物有黄豆等，含镁量高的食物有绿色蔬菜、豆制品等。

减少脂肪摄入，增加优质蛋白质的摄入

尽可能减少脂肪摄入，烹煮食物时以植物油为主、动物油为辅，减少饱和脂肪酸的摄入。

植物性优质蛋白来源于大豆类，动物性优质蛋白来源于鱼、禽、肉、蛋等。

限制饮酒

所有饮酒者均应控制饮酒量。每日酒精摄入量男性不应超过 25 g，女性不应超过 15 g。不提倡高血压患者饮酒。

合理科学的营养膳食在控制高血压方面起到举足轻重的作用，每个人都应养成良好的饮食习惯、健康的生活方式，来防治高血压。

这个指标也能判断糖尿病

糖尿病全球流行现状

糖尿病是一组以慢性血葡萄糖（简称血糖）水平增高为特征的代谢性疾病，是由机体胰岛素分泌缺陷和（或）胰岛素作用缺陷所引起的。

随着人们生活方式的改变及人口老龄化的加剧，糖尿病患者人数逐年增加。据国际糖尿病联盟（IDF）最新数据统计，2019 年全球约 4.63 亿 20 ～ 79 岁成人患病；预计到 2030 年，糖尿病患者会达到 5.784 亿；到 2045 年，预计达 7.002 亿。

糖化血红蛋白（HbA1c）

血糖、葡萄糖耐量试验（OGTT）是国际公认的诊断糖尿病的指标（见表 1），HbA1c 结果稳定、变异性小，与患者抽血时间、是否空腹、是否使用胰岛素及短期生活方式改变等因素无关，患者依从性好。同时，HbA1c 水平对高血糖，特别是对血糖水平波动较大的糖尿病患者具有较高的临床诊断及应用价值，因此，世界卫生组织（WHO）、美国糖尿病协会（ADA）以及部分国家的卫生部门，均将 HbA1c ≥ 6.5% 规定为糖尿病的诊断标准之一。

表 1　糖尿病的诊断标准

诊断标准	静脉血浆葡萄糖水平（mmol/L）
（1）典型糖尿病症状（多饮、多尿、多食、体重下降）加上随机血糖检测或加上	≥ 11.1
（2）空腹血糖检测或加上	≥ 7.0
（3）葡萄糖负荷后 2 小时血糖检测无糖尿病症状者，需改日重复检查	≥ 11.1

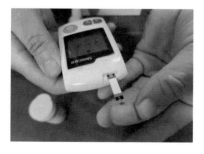

我国对于采用标准化检测方法有严格质量控制，HbA1c 正常参考值在 4.0% ～ 6.0% 的医疗机构，HbA1c ≥ 6.5% 可作为诊断糖尿病的参考。

预防糖尿病的饮食

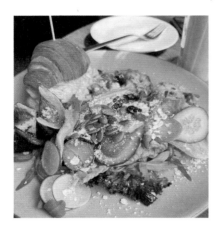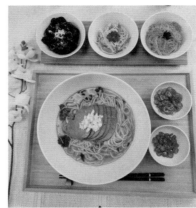

　　糖尿病的防治应采取综合措施，饮食防治则是控制血糖最基本、最有效的措施之一。

控制总能量

　　人体的能量供给量应满足营养需求，防止营养不良的同时也要控制能量摄入，以达到控制代谢的目标，保持良好的体质。多食富含无机盐、维生素、膳食纤维的食物，它们具有降低血糖的作用。

调整营养素的类型及构成比

　　主食以粗粮为主，蛋白质来源选择适量大豆及豆制品为好，用植物油代替部分动物油，忌食黄油、鱼子、动物内脏等，禁食高糖、高脂、高热量食物。

饮食预防要点

　　定时定量，少食多餐；忌烟酒；少盐，忌食腌制食品；吃干不吃稀，食物软烂易消化，血糖水平升高快。

血糖控制良好可吃水果

在血糖、尿糖控制相对稳定时，糖尿病患者可根据水果的含糖量及升糖指数少量食用。吃水果时间最好在餐后 2 小时、空腹时和体力活动后。

食品多样化

减少单糖摄入，忌食白糖、葡萄糖及糖制品，食含糖少的蔬菜。

加强饮食与糖尿病预防和治疗关系的宣传，通过改变生活习惯有效防治糖尿病，对维护人类健康发展具有重要意义。

常见的降糖食物

五谷杂粮如荞麦、燕麦、玉米、黑米、黄豆、黑豆、绿豆等。蔬菜如辣椒、南瓜、苦瓜、芦荟、冬瓜、魔芋、洋葱、芦笋、豆芽、胡萝卜等。水果如柚子、樱桃、苹果、菠萝、雪莲果等。

调整饮食，改善血糖

改变生活方式可以预防糖尿病，其中，调整饮食是基础。究竟怎么做才能够很好地稳住血糖水平呢？

合理的饮食顺序

合理的饮食顺序是糖尿病饮食指导必不可少的一部分。大量研究表明，先食富含膳食纤维的蔬菜，再食含蛋白质或脂肪的菜，最后食含糖类的主食，对于延缓糖尿病的发生发展有积极作用。

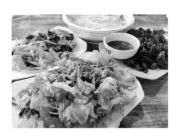

先吃蔬菜

饮食分配及餐次安排

根据血糖升高时间、用药时间和病情是否稳定等情况，结合患者的饮食习惯合理分配餐次，少食多餐，尽可能定时、定量，早、中、晚餐按25%、40%、35%的比例分配。加餐量应从正餐的总量中扣除，做到加餐不加量。

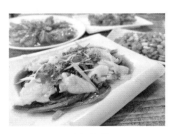

再吃肉菜

牢记下列食物，有效控制血糖和血脂

不宜食用易使血糖迅速升高的食物：巧克力、蜜饯、蛋糕及糖制糕点等。
不宜食用易使血脂升高的食物：肥肉、奶油等。
不宜饮酒。

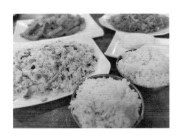

主食零食最后吃

多饮水，促进代谢

糖尿病患者每天饮水量保证在2500 ml以上，肾功能不全、伴有水肿的患者除外。除了饮食中所含的水分外，还需饮水1600～2000 ml，以白开水、矿泉水、淡茶为宜，不宜饮用含糖饮料。

合理饮食，痛风勿扰

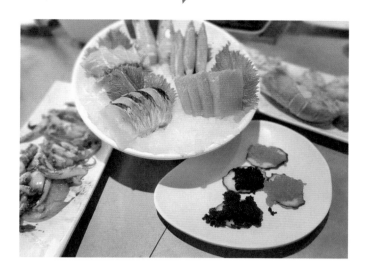

痛风属于代谢性风湿病范畴，是全球范围内的普遍疾病，总体患病率为1%～4%，不同国家的痛风发病率不同，且年轻化趋势明显。那么，针对痛风患者，应如何合理控制饮食呢？

低脂肪、低蛋白质饮食

相较于动物蛋白，痛风患者更适合摄入植物蛋白，每天摄入植物蛋白的量可控制在 60 g 左右，也可摄入牛奶、鸡蛋等动物蛋白，这些食物无细胞核结构，并且富含氨基酸。

低盐饮食

每天摄入的盐控制在 3 g 以内为宜。

低嘌呤饮食

痛风患者在日常饮食中尽量少吃富含嘌呤的食物（如动物内脏、虾蟹、豆制品及酵母等）。因为嘌呤溶解于水，所以肉类可以选择水煮去汤的烹饪形式，以减少其中的嘌呤的含量。

多食蔬菜、水果

多食蔬菜、水果，可增加多种矿物质、维生素、膳食纤维的摄入。

避免酒精摄入

为了身体健康，应尽量避免饮酒。

少喝饮料，多喝水

为了防止痛风发作，不仅要避免饮酒，还要少喝饮料。平时多喝白开水，保证每日饮水 2000 ml 以上。

痛风患者在通过调整饮食来控制病情的同时，还要注意控制体重，将体重减至合理范围，才是改善痛风的根本。另外，还要注意改变不良的生活习惯，应少熬夜、禁烟酒、忌暴食。

谨防 "甜蜜陷阱"

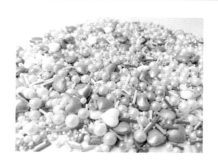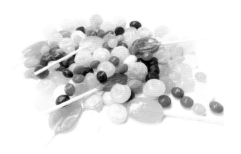

《中国居民膳食指南（2022）》推荐，控制添加糖的摄入量，每天不超过 50 g，最好控制在 25 g 以下。听起来 50 g 的推荐量并不少，但如果换算成常吃的食物，一不留神就会多吃，如 100 g 雪糕中含近 20 g 的糖。那么如何在日常生活中尽量控制糖的摄入量呢？

减少含糖饮料、含糖食品的摄入

少摄入富含添加糖的饮品或食品是控糖的关键一步。白水才是最好的饮品。喝牛奶、咖啡、豆浆、鲜榨果汁时，尽量不放糖。

巧识隐形糖

很多蜜饯类食品虽然尝起来是咸的，但其隐藏了大量的糖。因此，不要太相信味觉，购买食品时多看配料表，葡萄糖、蔗糖、果糖、麦芽糖、玉米糖浆都属糖类，越是排在配料表前边的成分，其含量往往就越高。

改变烹饪方法

在制作菜肴时，尽量少放或不放糖，饮食清淡。番茄酱、烧烤汁之类的调味品，含糖量也是比较高的，要控制用量。

谨防 "甜蜜陷阱"，既可以减少日常糖的摄入，又可以适当享用甜味美食。控糖，一起加油吧！

少盐保健康

2012 年中国居民营养与健康状况监测结果显示，全国每人日平均食盐摄入量为 10.5 g，但《中国居民膳食指南（2022)》推荐，居民每天食盐摄入量不超过 5 g，因此，控盐尤为必要。

巧用计量盐勺，做好总量控制

我国居民食盐的摄入，主要来自烹调用盐、酱油、酱料。了解不同调味品的盐含量，使用计量盐勺，居家烹饪用盐应按每人每天 5 g 计算，儿童的用盐量酌减，同时需计算日常零食等的含盐量。

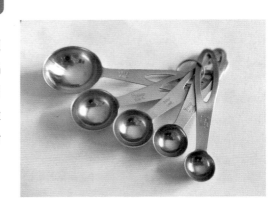

合理运用烹调方法

（1）多用葱、姜、蒜等香料提味，减少食盐使用量。

（2）利用食物本身的风味，如番茄、海带、洋葱、香菇等，与味道清淡的食物一起烹煮提味。

（3）适当改善口味，用甜、酸、辣味代替咸味。

（4）多用蒸、煮、烤等烹调方式，快出锅时再调味，这样能在保持同样咸度的情况下，减少盐的用量。

少吃高盐（钠）食品

一些食品虽然吃起来没有咸味，但在加工过程中却添加了食盐，如面包、蛋糕、面条、饼干等。一些食物尝起来一般，但盐含量"爆表"，如汤、蜜饯和海鲜等。

很多预包装食品的营养标签中，钠是强制标示项目，购买时应注意挑选钠含量低的产品。一般而言，钠超过 30% NRV（营养素参考数值）的食品要少吃。

烹饪控油保健康

在日常生活中，油已经成为饮食中的必需品。《中国居民膳食指南（2022）》指推荐每人每天烹调油的食用量为 25～30 g，很多人常摄入过多油脂而不自知，血糖、血脂便会升高。因此，我们给大家推荐一些日常饮食中"控油"的技巧。

选择脂肪含量较少的食物

鱼肉、禽肉宜去皮吃，畜肉宜去脂去皮吃。禽肉的胸脯肉、畜肉的里脊肉、虾、蟹、贝都是低脂高蛋白肉类，宜选用。几乎绝大部分的蔬菜、菌类、藻类食物，如白菜、萝卜、黄瓜、蘑菇、海带等，都是"无脂食物"。

而面包、蛋糕、饼干、膨化食品等，都是"藏油大户"，尽量少吃或不吃。

坚果虽然富含微量元素，但是油脂含量高，要适量食用。

选用不粘锅等炊具

很多人烹饪时油放少了就会出现烧煳、粘锅的现象，使用不粘锅、空气炸锅等炊具，就可以在少油或无油的情况下做出美味佳肴来。

烹饪前对食物进行预处理

炖排骨前先用水煮一下排骨，让其中的脂肪部分溶解出来，然后捞出来再炖，可以减少油脂。尽量少喝肉汤，可等肉汤凉后放入冰箱中冷藏，待浮油凝结后将油去除。蔬菜用微波炉打熟或焯水后再炒，可以降低吸油率。

选择合理的烹调方式

拌沙拉，以糖醋汁、椒盐汁、柠檬胡椒汁代替沙拉汁；炒菜前油温热了以后再放菜；羹类、烩菜类，不用油炒，清水勾芡调味，肉煮熟后再放入蔬菜；油炸类食物用吸油纸垫底，油多的炒菜把油卤倒了，控一控油再上桌。

但最好的办法是尽量不用煎、炸、红烧、爆炒等耗油较多的方法，而选择炖、蒸、拌等少油或无油的烹饪方法制作菜肴。

远离熬夜保健康

昼夜节律是存在于大多数生物体内的一种生物节律，通俗来讲就是"生物钟"，可以影响 24 小时周期内发生的心理、生理和行为变化，不规则的节律与各种慢性疾病有关，如睡眠障碍、肥胖、糖尿病等。

熬夜是最典型的破坏生物钟的例子，随着现代生活节奏的加快，"熬夜党""晚睡星人"等群体越来越多，生物钟紊乱成为一种普遍现象。调查发现，持续一周每晚睡眠不足 6 小时，体内多个基因会发生不良变化，长期缺乏优质睡眠会导致抑郁、记忆力下降等。

人体的生物钟是长久以来人适应自然形成的一种机制，体现了人与环境的互动，同时也体现了人体正常运转的内部协调机制。晚上 11 时至清晨 6 时是睡眠的"黄金 7 小时"，凌晨 3 点以前是深度睡眠集中的时间段，很多机体重大生理功能，如生长激素的分泌、免疫因子的形成，都是在这个时间段完成的，凌晨 3 点以后很少或者几乎没有深度睡眠。

因此，为了健康，要抓住"黄金 7 小时"，按时上床睡觉，遵循昼夜节律，确保生物钟正常运转。